知っているようで知らない 高血圧

血圧は健康のバロメーター

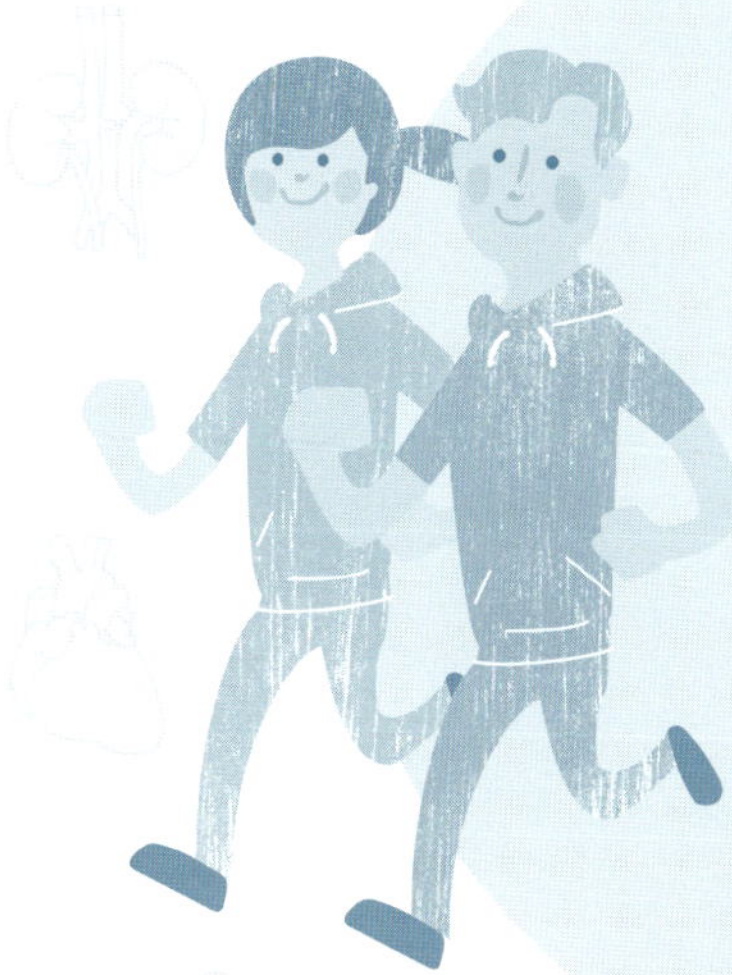

尾野　亘［著］

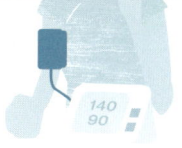

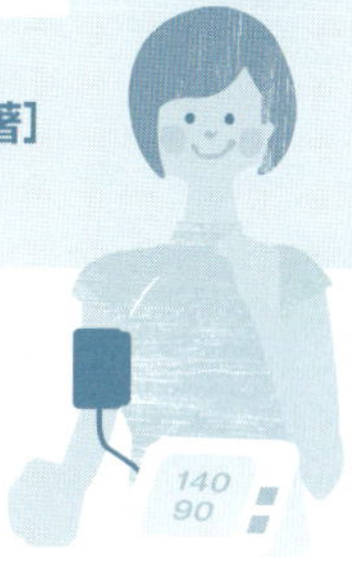

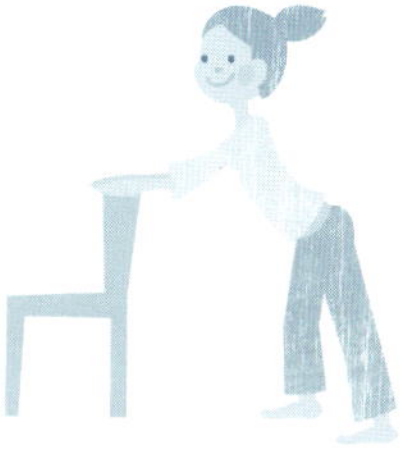

ミネルヴァ書房

知っているようで知らない高血圧――目次

――血圧は健康のバロメーター――

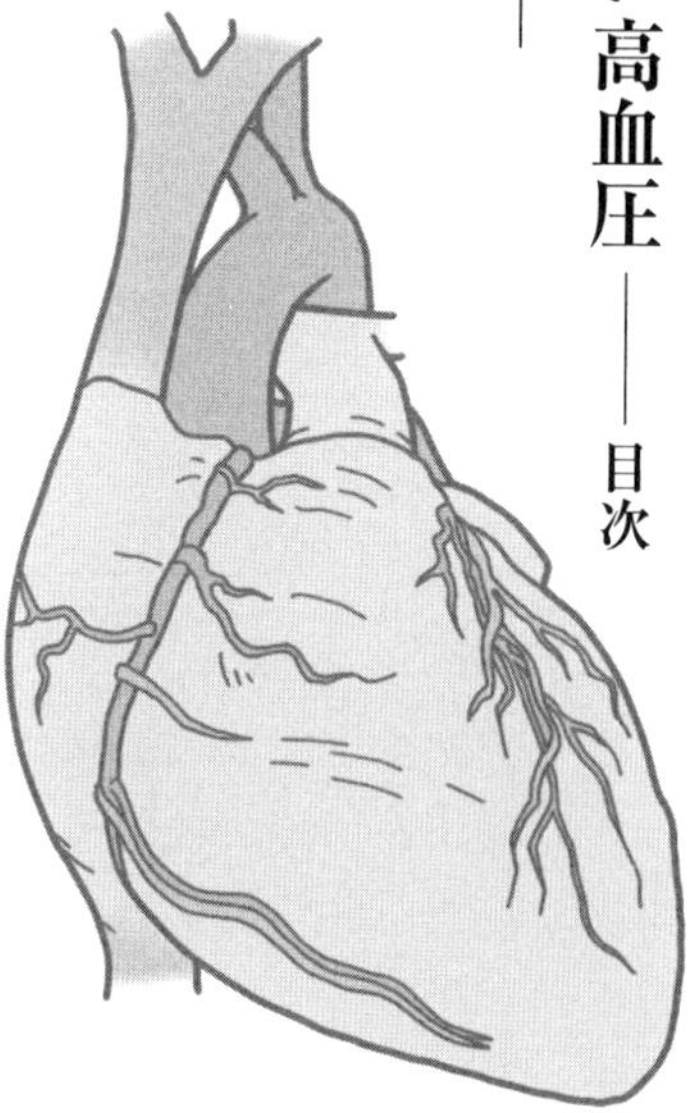

序　章　今診察室で考えること
——クリニカル・イナーシャ——　……　1
第一章　高血圧とは
——血圧が語りかけてくること——　……　7
基本の基本を理解する
家庭血圧測定の重要性
高血圧と脳卒中・心疾患のリスク
白衣高血圧とは？
仮面高血圧とは？
血圧の日内変動とその異常
高血圧患者がコロナウイルスに感染すると重症化する？

第二章　高血圧の原因
——疾患の発症メカニズム——……19
高血圧の分類
年齢について
多臓器の繋がり
遺伝について
薬で血圧が上がる？
高血圧モデル動物
◉コラム　四つ葉のクローバーと遺伝……28
第三章　血圧の数値について
——サイレント・キラー——……35
なぜ家庭でも血圧を測らないといけないのか
血圧の測り方
なぜ血圧は朝晩測らないといけないのか

血圧サージについて
高血圧に自覚症状はあるのか
脈拍は高血圧と関係があるのか
血圧計は手首式でもよい？
血圧の左右差について
◉コラム　血圧測定の歴史……43

第四章　血圧が高いとどうなる？
――「人は血管とともに老いる」ということ――……51
血圧とは？
高血圧の診断基準
高血圧の何が問題なのか
脳血管についての影響
心臓についての影響
腎臓についての影響
大血管についての影響

合併症を調べる検査
どんな症状があれば救急車を呼ぶ？
◉コラム　診療ガイドラインとは……70

第五章　治療薬について
——主治医と相談しながら——……79
高血圧の治療はどのように進む？
降圧薬は一生飲み続けないといけない？
降圧薬の治療はどのように進む？
降圧薬の種類について
狭心症があるのですが……
糖尿病があるのですが……
飲み忘れが多いのはどうすればよい？
副作用について
治療アプリ
◉コラム　役に立たないことが役に立つ……91

第六章　生活習慣
——社会全体に対する健康増進の対策——……97
生活習慣の改善で血圧は下がる？
体重はどの程度を目指せばよいか
ストレス
お酒の量
禁煙について
入浴で気を付けること
睡眠障害
◉コラム　パン・麺類の食塩を考える……104
第七章　食事について
——なぜ減塩か——……111
まず取り組むのは減塩

減塩のための工夫
見える塩分と見えない塩分
カリウムをとると高血圧の危険が減る？
塩は身体に必要ないのか
◉コラム　高血圧が認められない人々と塩……120

第八章　日常生活を整える
——心を整える——……127

運動の効果
運動量の目安
筋トレはやっても大丈夫？
運動をやってはいけない人はいる？
心の在り方・ストレスとの向き合い方
◉コラム　私とランニング……134

第九章　新しい治療と未来の治療
——個別化医療・未来の医療——……139
腎デナベーション
核酸医薬
ワクチン療法
高血圧の原因遺伝子
◉コラム　小さなＲＮＡとノーベル賞……144
◉コラム　科学の目を育てる……147

第十章　Ｑ＆Ａ
——診察室・患者・病気——……155
診察室にて——やさしい風景
患者が問う——自分の身体のことが知りたい
病気という怪物——なぜ病気は生まれたのか

終　章　私が循環器内科を選んだ理由
――研究対象が知的好奇心を刺激―― …… 187

学生時代から研修医時代
大学院へ
留学
帰国後の研究と大学院教育
臨床と研修医教育
予防可能な病・高血圧

謝　辞

索　引

本文レイアウト・作画　木野厚志（ＡＮＤ・Ｋ）
企画・編集　エディシオン・アルシーヴ

序　章

今診察室で考えること

――クリニカル・イナーシャ――

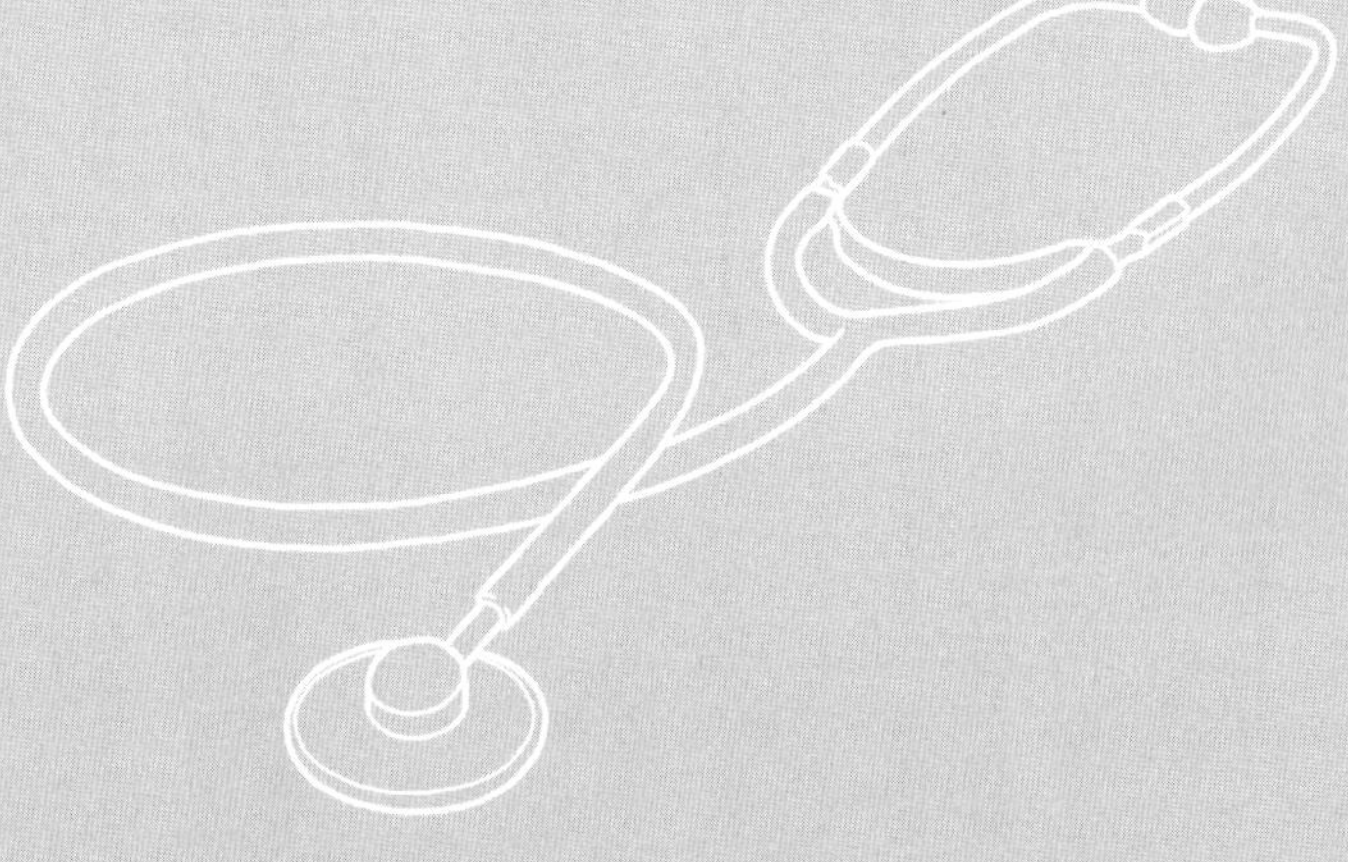

高血圧の治療を上手に続けるコツとはどのようなものだろうか。

しばしば無症状である高血圧は、本人に自覚症状がないため見過ごされることが多い。ただ、自分自身が高血圧でなくても、家族の血圧が高めで、医療機関で治療を始めたいう方は多いと思う。その際、しばらく様子を見る場合もあるが、すぐに薬が必要と言われることもある。そういう場合は、同時に自身の生活習慣も見直して欲しい。

実際、夜遅くまで仕事をしていていつも睡眠不足であるとか、若い頃から味の濃いものを食べるのが好きで、かつ肥満体形である、という高血圧の方にしばしば出会う。

こういう方々には、まず第一章にあるように、大体七十代の男女の七〇パーセントは高血圧で、治療している人も年々増えている現状についてお話をすることにしている。

次に、高血圧になるメカニズムをお話しし、治療の方法を理解してもらう。詳細なメカニズムを正確に伝えることは難しいが、身体の水分が増加する、あるいは血管が収縮して抵抗が増加すると血圧がかなり上がることはわかりやすいだろうし、第二章にあるように、遺伝の影響も大きい、というお話もする。

また、第七章にあるように、塩分を摂ると、先ほどの水分の貯留に繋がるので、血圧が上昇するということは理解出来るであろう。減塩の必要性については、かなり周知されているはずであるが、日本人の食塩摂取量はまだまだ多い。味の濃いものが好きという方は確実に塩分摂取過多である。

さらに、第六章にあるように、肥満は高血圧のリスクである。肥満の方は、やはり身体の中に水分もたまりやすく、血管の緊張度も高くなり、それらが掛け算で作用して、血圧が上昇している可能性がある。

第四章では、高血圧は命にかかわるような病気と密接に関連していることを書いた。脳・心血管病による死亡の増加と血圧には直線的な関係がある。高血圧があると、どの程度リスクがあるかについて、診察室血圧での「高血圧のリスク層別化」が可能であり、重症な高血圧の方については、リスクについて具体的にお話する。

また、血圧手帳に記録された日々の血圧値だけでなく、その変動の波が重積した時に大きな発作が生じるという説もある。一日の中では朝、一週間の中では月曜日、一年の中では冬に血圧が上がる傾向があって、それらが重なる（冬の月曜日の朝）と危険であるという。

血圧の目標としては、多くの臨床研究から、ガイドラインといって「これくらいまで血圧を下げましょう」という厳しい基準が作られている（第四章コラム参照）。こうしたガイドラインでは、多くの臨床試験の結果をもとに、高血圧を持つ方が目標とすべき基準を定めている。

特に、「ＳＰＲＩＮＴ試験」は有名な臨床試験で、五十歳以上の糖尿病などの合併のない高血圧患者（最も一般的な例であろう）を、一二〇㎜Hg未満を降圧目標にする群と一四〇㎜Hg未満の群に割り付けて比較したものである。すると、一二〇㎜Hg未満の群では有意に心筋梗塞、脳卒中、心不全、心血管死の発症が減っていた。こうした具体的なデータを知れば、ガイドラインに書かれていることの大事さがわかると思う。

さらに、最近よく言われている用語に、「クリニカル・イナーシャ（臨床的惰性）」という言葉がある。これは、医療者側、同時に患者さん側からの観点である。患者さん側から言うと、「もうこれで治療は十分だろう」とか、「もう血圧については放っておこう」というような状況である。

具体的に言うと外来で、「血圧がまだ高いので、お薬を増やしましょう」と言われても、患者さんは「まあこの程度でいいです」と言いがちである。これがクリニカル・イナーシャである。もし、身体のどこかに痛みがある場合や、あるいはがんの場合にはそんなこと言っていられないはずで、きっと「痛みを何とかして欲しい」、あるいは「病気の進行を止めたい」と言うはずである。

しかし、血圧の場合は軽症であれば、最初に書いたようにほとんど症状がなく、血圧が高いのをうすうす感じているのに、放っておく……ということがしばしばある。また、医療者側でも、患者さんが、薬の数が増えるのを嫌がるから、「まあこのぐらいで治療薬を増やすのはやめよう」という態度をとってしまう場合がある。

高血圧というのは、良くなることはあるけれど、完全に治すのは難しい病気なので、うまく付きあっていかなければいけない。薬をもらって一時的に血圧が下がって、そこで治療をやめてしまう方が以外に多い。実際、ガイドラインの降圧目標を達成出来ている人はわずかに二割というデータもある。

このようなクリニカル・イナーシャのために、また血圧が上がって、多くの病気に繋がってしまうことが多いのではないか。いったん血圧が下がってもそれに満足してしまわずに、しっかり血圧をコントロールして病気を予防していきたいものである。

第一章

高血圧とは

―― 血圧が語りかけてくること ――

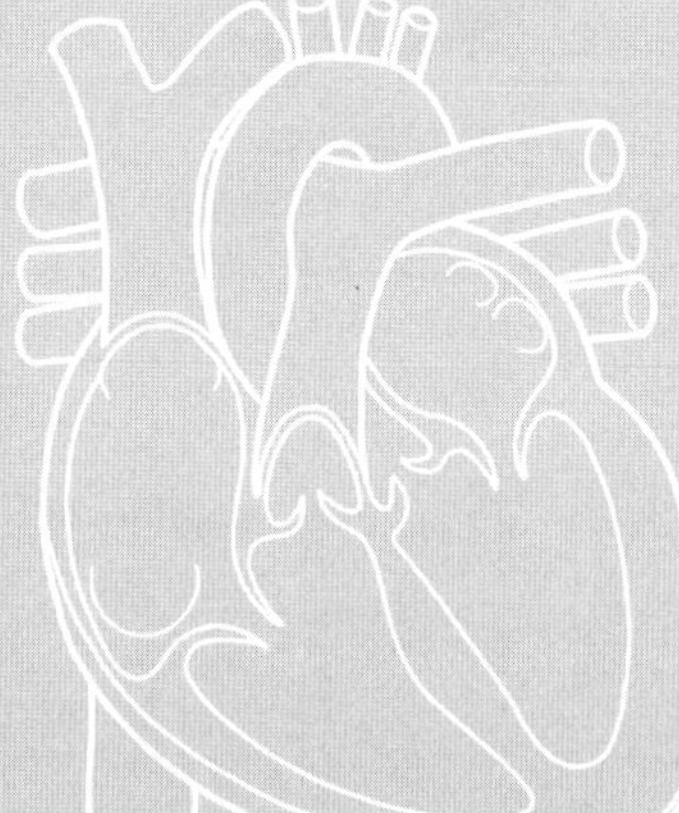

基本の基本を理解する

血圧とは、心臓（図1－1）から送り出される血液が全身へと流れていく場合に、動脈の内側にかかる圧力のことである。そして血圧は心臓に近い血管ほど高く、手足などの末梢血管にいくほど低くなる。

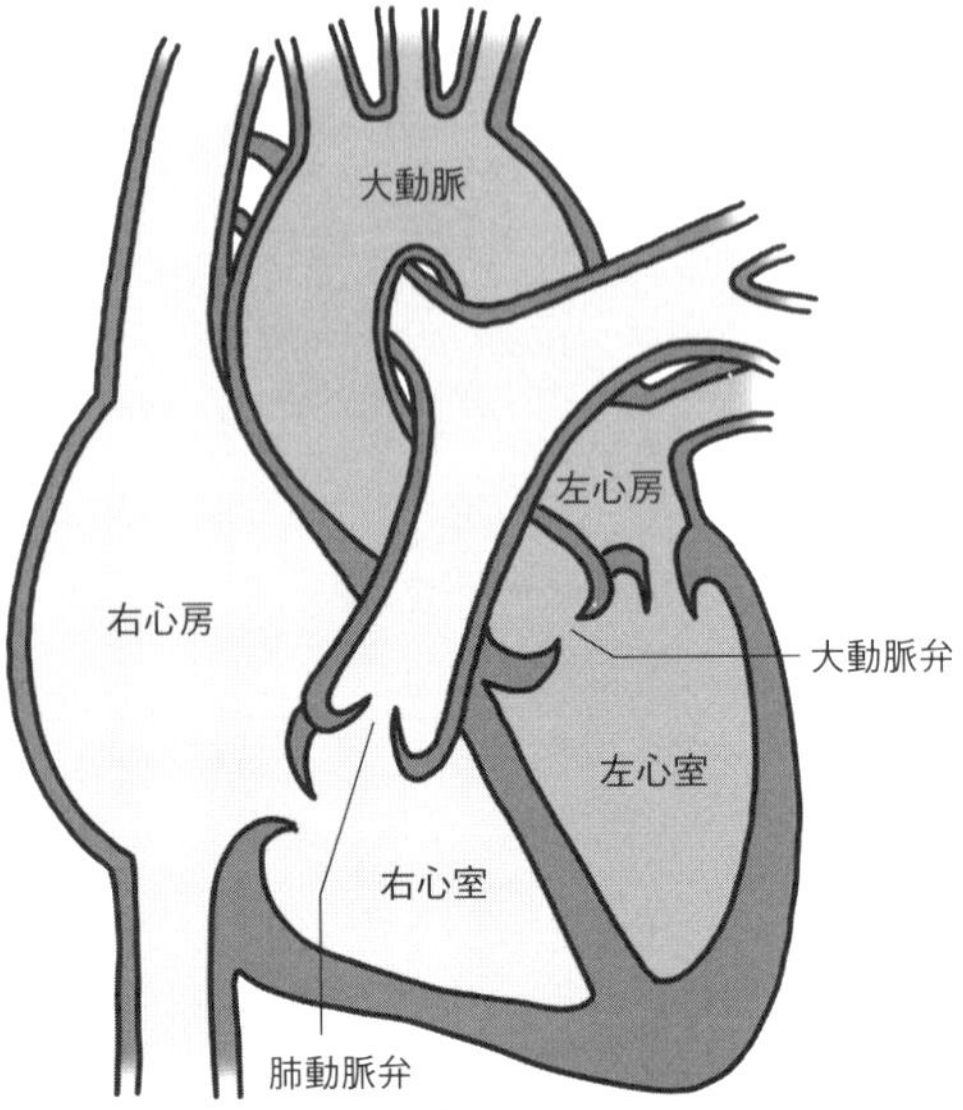

図1－1　心臓の縦断図

心臓の大きさは握りこぶしほど、重さは約200から300グラム。心臓から送り出された血液が動脈の内壁を押す力が血圧である。

一般的に、血圧測定を行う時は、上腕部の血圧を測定する。初回の測定、あるいは測定の間隔が空いている場合には、左右の血圧を測定する。

左右の血圧差が一〇㎜Hg（ミリ水銀）以上の場合には片方の腕に行く血管が動脈硬化により狭くなっている、または閉塞している可能性がある。高血圧、糖尿病、高コレステロール血症、肥満、加齢などがその主な原因となるが、大動脈炎症候群・大動脈解離などの特殊な病気が原因となることもある。

一方、下肢動脈（足背動脈《そくはいどうみゃく》（注1）、膝窩動脈《しっかどうみゃく》（注2）、大腿動脈）の拍動が微弱であるか、蝕知出来ない場合には、閉塞性動脈硬化症という末梢血管が動脈硬化で狭くなる疾患の可能性がある。この場合には、上肢に加えて下肢血圧を同時に測定する（上腕－足首間脈波伝播速度（注3）や足関節上腕血圧比（注4）が測定され、診断に用いられる）。

血圧には収縮期血圧と拡張期血圧があるが、前者は心臓が収縮して、最も強く血液を送り出そうとする時の血圧で、後者は心臓が拡張して、送り出した血液が心臓に戻ってくる時の血圧のことを言う。

高血圧を見付けるには、正しい血圧測定が必要である。診察室での血圧測定（外来血圧）は、台の上に前腕（肘から手首までの部分）を置いて心臓の高さに保って、安静に座った状態で測定する。一分から二分の間隔で複数回測定し、安定した値を示した二回の平均値を血圧値とする。聴診による血圧測定だけでなく、近年では自動血圧計による外来血圧測定が広く行われるようになった［1］。

家庭血圧測定の重要性

血圧は常に変動している。一般的に、夜間睡眠中の血圧は低く、起きて活動している日中は高くなる。特に、食事や喫煙、入浴、排泄などの動作は血圧を上げることが知られている。その他、年齢や性別、気温、緊張、健康状態などによっても左右される。血圧は刻々と変化しているため、病院などで測る外来血圧については少なくとも二回の測定が必要である。さらに、見逃されやすい〝隠れた高血圧〟を見付けるためにも、家庭での血圧測定が大切である。家庭での測定を複数回行うことで、薬が効いているかどうか、さらに薬効の持続時間を評価することも出来る。家庭での測定を勧めることで、高血圧の治療継続率が改善することも知られている。

測定の際の注意点としては、以下の三点が挙げられる。

① 測定前に喫煙、飲酒、カフェインの摂取は行わない。

② 起床後一時間以内、排尿後、降圧薬服用前、朝食前で、座って一分から二分の安静後に行う（就寝前の測定でも）。

③ 原則二回測定し、その平均をとる。

高血圧と脳卒中・心疾患のリスク

高血圧は脳心血管病（脳卒中及び心疾患）の最大の危険因子である。厚生労働省の人口動態統計年報（https://www.mhlw.go.jp/toukei/）によると、一九七〇年には十万人あたり約一七五・八人が脳卒中で死亡していたが、二〇〇九年には九七・二人まで減少した。一九八〇年までは、脳卒中は死亡原因の上位に位置し続けていたが、悪性新生物（がん）や心疾患の死亡率が増加する中で、脳卒中の相対的な順位は下がってきた。このような減少は、医療技術の進歩や健康意識の向上、予防策の普及などが寄与していると考えられる。

現在では、心不全を含む心疾患全体の死亡率が脳卒中死亡率よりも高くなっている。さらに詳細な統計によると、二〇二一年の脳卒中関連のデータで、治療の進歩により入院後の死亡率も改善されていることがわかる（https://strokedatabank.ncvc.go.jp/）。

しかしながら、高血圧があると脳心血管病のリスクが上がることは多くの研究であきらかになっており［2］、さらにその他の確立した危険因子が集積すると脳心血管病リスクはさらに上昇する。喫煙、糖尿病、脂質異常症（注5）、慢性腎臓病（CKD／注6）などを合併することでリスクがさらに上昇するため、それぞれの疾患の管理も重要な課題である［3］。

白衣高血圧とは?

外来血圧と家庭での血圧は必ずしも一致しない。診察室でのストレスによる血圧上昇は白衣現象と呼ばれている。詳しくは、診察室と家庭の血圧によって、正常血圧、白衣高血圧、仮面高血圧、持続性高血圧の四つに分類されている。

白衣高血圧は診察室で測定した血圧が高血圧であるが、外来血圧では正常血圧を示す状態であり、高血圧による臓器障害がないこととされる[4]。外来血圧で高血圧と診断された患者の一五から三〇パーセントがこれに当たるとされ、その割合は高齢者で増加することが示されている。しかしながら、白衣高血圧の一部の患者では持続性高血圧が発現する可能性があり、六年後には脳卒中のリスクが上昇する可能性がある[5]。したがって、外来血圧の反復モニタリングまたは家庭血圧モニタリングによる長期フォローアップが不可欠である。

仮面高血圧とは?

仮面高血圧は、外来血圧が正常血圧であっても、家庭での血圧では高血圧を示す状態のことをいう。仮面高血圧は、非高血圧を示す場合の一〇から一五パーセント、降圧薬治療中でコントロール良好とされる患者の九から二三パーセントに見られる〔6〕。また、アルコール摂取量が多いことと仮面高血圧の関連が示されている〔7〕。仮面高血圧は非高血圧に比較して、代謝異常を伴いやすく、高血圧性の臓器障害が進行している。仮面高血圧と持続高血圧の脳心血管病のリスクは同等と考えられており、改善すべき生活習慣がないかどうか確認すべきである。

血圧の日内変動とその異常

正常な血圧の日内変動（注7）は、自律神経系、特に交感神経と副交感神経の調整によって影響を受ける。起床時には交感神経の活動が急増し、これにより心拍数と血圧が上昇する。この現象は「モーニングサージ（早朝高血圧）」と呼ばれ、身体が日中の活動に備えるための準備である。交感神経の影響で血管が収縮し、血圧が上がる。日中の活動中は交感神経が活発に働き続け、血圧が高めに維持される。さらに、夕方から夜にかけて交感神経の活動が徐々に低下し、副交感神経が優位になる。これにより、心拍数と血圧が下がり始める。

血圧の日内変動を把握することは、心血管疾患のリスク評価や治療の計画において重要である。正常な日内変動が保たれているかどうかを評価するために、二十四時間血圧モニタリング（ＡＢＰＭ／注８）が利用される。正常な日内変動のパターンは、日中に高く、夜間に低くなる。この正常型はdipper（ディッパー）と呼ばれ、通常、夜間の血圧は日中よりも約一〇から二〇パーセント低くなる。夜間の血圧低下が少ない型をnon-dipper、逆に夜間に血圧上昇を示す型をriser（ライザー）と呼ぶ。non-dipperやriserでは、脳心血管死亡リスクが高く、また脳、心臓、腎臓などの臓器障害も多い［8］。

規則正しい睡眠と起床の時間を守ること、さらに適度な有酸素運動（注９）は交感神経と副交感神経のバランスを改善し、血圧の正常な日内変動を促進する。

高血圧患者がコロナウイルスに感染すると重症化する？

高血圧は、血管や心臓に負担をかけるため、これらの臓器に既存のダメージがあると、ＣＯＶＩＤ－19の感染による炎症やストレスに対して脆弱になる可能性がある。高血圧は慢性的な炎症状態を引き起こし、免疫機能を低下させることがある。これにより、ウイルスに対する身体の防御機能が弱まり、重症化しやすくなる。さらに、高血圧患者は、しばしば糖尿病や肥満、心血管疾患などの他の基礎疾患を持っていることが多く、これらの合併症もCOVID－19の重症化リスクを高める［9］。
一部の研究では、高血圧治療に使用される薬剤（特にACE阻害薬やARB／注10）が、COVID－19のリスクに影響を与える可能性が議論されているが、現在のところこれらの薬剤の使用を中止するべきだという明確な証拠はなく、これらの薬剤を継続することが推奨されている［10］。

注1　足背動脈《そくはいどうみゃく》　足背において触知出来る動脈。足背の最も高い部分の外側で脈拍を触知出来る。

注2　膝窩動脈《しっかどうみゃく》　足の付根から太もも部分の動脈を大腿動脈というが、それが膝に至ると膝窩動脈という名前になる。

注3　上腕－足首間脈波伝播速度　脈波を上腕動脈と足首動脈の間で記録し、二点間の距離とその時間差から算出される値。血管が硬いほど、血管壁が厚いほど、血管内腔が狭いほど値は大きくなる。動脈硬化の指標として用いられる。

注4　足関節上腕血圧比　足首の血圧を上腕の血圧で割ったもの（足首血圧／上腕血圧）。正常

では足首血圧の方が高いため一・〇を超えるが、足の血管が細くなっている（狭窄）と足首血圧が下がるため比率が低下する。一般に〇・九以下で動脈の狭窄を疑う。

注5　脂質異常症　コレステロールや中性脂肪など血液中の脂質が多過ぎたり、少な過ぎたりする状態。

注6　慢性腎臓病（CKD）　何らかの腎障害が三か月以上持続する状態。

注7　日内変動　血圧は起床前から徐々に上昇し始め、活動する日中は高い。そして、夜になるにつれて下降し、睡眠中はさらに下降する。このような一日の変動パターンのこと。

注8　二十四時間血圧モニタリング（ABPM）　血圧測定装置を二十四時間身体に付けておき、三十分または一時間毎に血圧を測定するもの。

注9　有酸素運動　長時間継続可能な軽度または中程度の負荷の運動をいう。

注10　ACE阻害薬やARB　ACE阻害薬はアンジオテンシンⅠからアンジオテンシンⅡへの変換を阻害して血圧を下げる。ARB（アンジオテンシンⅡ受容体拮抗薬）はアンジオテンシンⅡが作用する受容体（特にAT1受容体）を直接的に阻害して血圧を下げる。

参考文献

［1］Daskalopoulou SS, et al.:*The 2015 Canadian Hypertension Education Program recommendations for blood pressure measurement, diagnosis, assessment of risk, prevention, and treatment of hypertension*. Can J Cardiol. 31: 549-68.2015.

［2］Imano H, et al.:*Trends for blood pressure and its contribution to stroke incidence in the middle-aged Japanese population: the Circulatory Risk in Communities Study (CIRCS)*. Stroke. 40: 1571-7.2009,Fujiyoshi A, et al.:*Blood pressure categories and long-term risk of cardiovascular disease according to age group in Japanese men and women*. Hypertens Res. 35: 947-53.2012.

［3］Nakamura Y, et al.:*Combined cardiovascular risk factors and outcome: NIPPON DATA80, 1980-1994*. Circ J. 70: 960-4.2006.

［4］Pickering TG, et al.:*Ambulatory blood-pressure monitoring*. N Engl J Med. 354: 2368-74.2006.

［5］Verdecchia P, et al.:*Short- and long-term incidence of stroke in white-coat hypertension*. Hypertension. 45: 203-8.2005.

[6] Kario K, et al.:*Silent and clinically overt stroke in older Japanese subjects with white-coat and sustained hypertension*. J Am Coll Cardiol. 38: 238-45.2001.

[7] Matsui Y, et al.:*Subclinical arterial damage in untreated masked hypertensive subjects detected by home blood pressure measurement*. Am J Hypertens. 20: 385-91.2007.

[8] Kario K, et al.:*Nocturnal fall of blood pressure and silent cerebrovascular damage in elderly hypertensive patients. Advanced silent cerebrovascular damage in extreme dippers*. Hypertension. 27: 130-5.1996,Kario K, et al.:*Stroke prognosis and abnormal nocturnal blood pressure falls in older hypertensives*. Hypertension. 38: 852-7.2001.

[9] Jordan RE, et al.:*Covid-19: risk factors for severe disease and death*. BMJ. 368: m1198.2020.

[10] Volpe M, et al.:*A randomized trial supports the recommendation to continue treatment with ACEi or ARBs during hospitalization for COVID-19*. Eur Heart J. 42: 1061-2.2021.

第二章

高血圧の原因

――疾患の発症メカニズム――

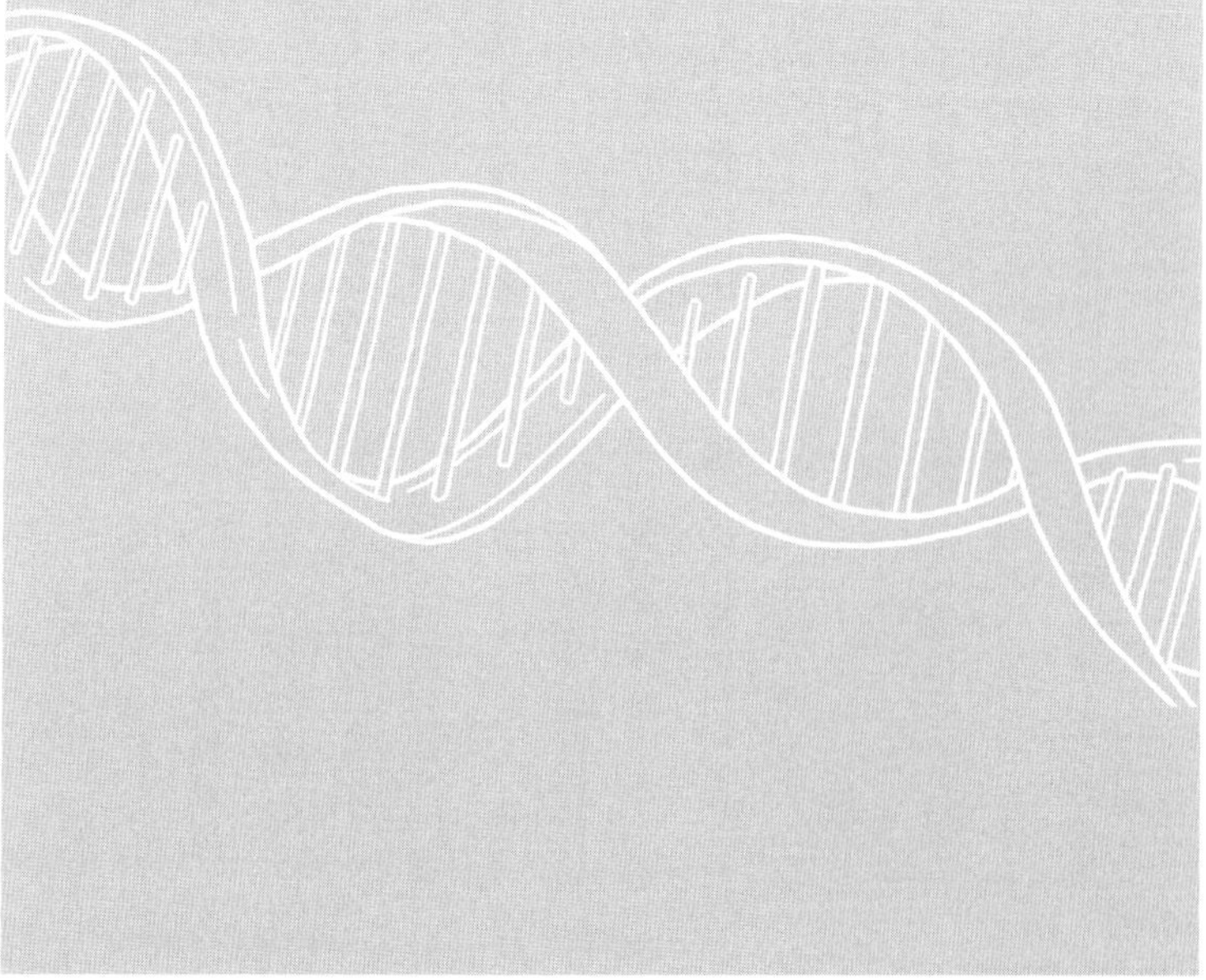

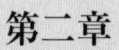

高血圧の分類

高血圧は大きく二つに分類される。一つは原因がはっきりしない「本態性高血圧」と呼ばれるもので、もう一つは特定の原因による「二次性高血圧」である。この二次性高血圧とは、他の疾患が原因で血圧が上昇したり、薬剤の副作用が原因で生じるものである。

日本人の高血圧の八五から九〇パーセントは、本態性高血圧といわれている。もともと高血圧になりやすい体質（遺伝因子の集積）や、塩分の摂り過ぎ、肥満、過度の飲酒、運動不足、ストレス、喫煙などが原因で発症すると考えられている。

一方、二次性高血圧は残りの一〇から一五パーセントを占めるが、その中で頻度の高いものとしては、「腎実質性高血圧」、「原発性アルドステロン症」、「腎血管性高血圧」、「睡眠時無呼吸症候群」などが挙げられる。この二次性高血圧では、通常の治療で目標血圧を達成することが困難な、「治療抵抗性高血圧」を呈することが多いが、原因が明らかとなりその治療が可能となれば、効果的に血圧を下げることが出来る。

腎実質性高血圧とは、タンパク尿や血尿などの異常が高血圧発症の前に認められた場合に疑われる。原発性アルドステロン症は、副腎から昇圧物質であるアルドステロン（注1）が過剰に分泌されることが原因で生じる。さらに、腎血管性高血圧は動脈硬化などの結果、

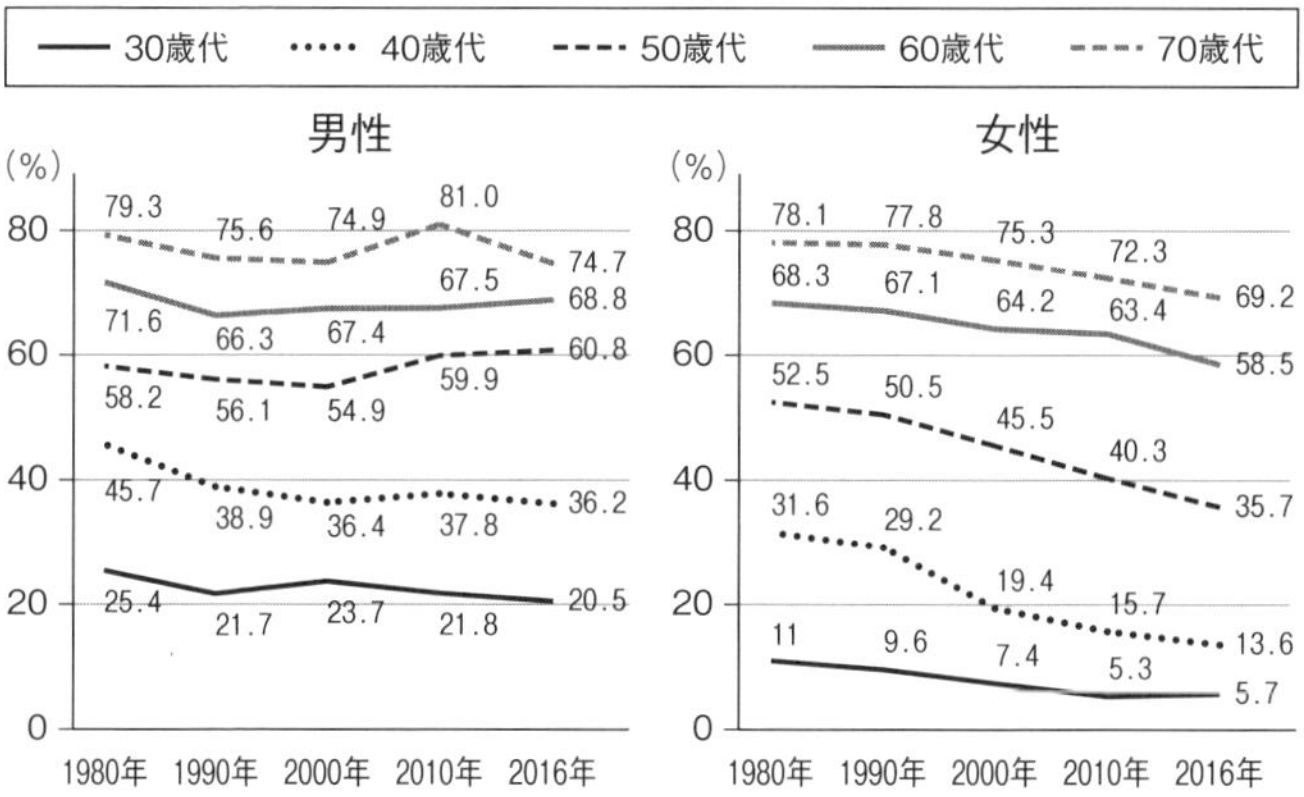

図2-1　高血圧有病率*の年次推移

＊血圧値140/90mmHg以上または降圧薬服用の者の割合。血圧値は1回目測定値を使用。

1980年〜2016年、NIPPON DATA 80/90/2010/2020より。

腎動脈が狭窄して腎血流が低下した結果、反応性に昇圧物質が産生されて生じる高血圧である。睡眠時無呼吸症候群では、無呼吸が生じて睡眠が一時中断状態になるために、交感神経が亢進することで血圧が上昇する。

年齢について

循環器疾患基礎調査と国民健康・栄養調査をもとにした過去の「高血圧有病率解析」では高血圧有病率が加齢とともに上昇し、五十歳代以上の男性と六十歳代以上の女性では五〇パーセントを越えていることが示されている（図2－1）。

その主な理由は、加齢に伴い血管の弾

力性が失われることによるものだと考えられており収縮期血圧が高くなるとともに、脈圧が大きくなる。

高齢者の高血圧の特徴としては、「血圧が高いにも関わらず脳血流が十分ではない」、「急な温度変化に対応出来ず、脳卒中や心臓病を起こしやすい」、「白衣高血圧が多い」、「起立性低血圧が起こりやすい」、「糖尿病などの他の疾患を合併することが多い」などの特徴がある。

その一方で、高齢であるほど、降圧薬で心血管病のリスクが下がることもわかっているので、治療をしっかり続けることが重要である。

多臓器の繋がり

前述の二次性高血圧の項目にあるように、他の臓器の異常が高血圧を招くことがある。そこで紹介した以外の例としてよく見られるものとしては、肥満がある。体重が増えると血圧が上昇し、減量すると下がることはよく知られている。

その理由の一つは、肥満の人は過食のために、塩分を摂り過ぎることから、体内にナトリウムが過剰になっているためである。

二つめは、肥満になると過剰に分泌されたインスリン（注2）の働きによって、腎尿細管でのナトリウムの再吸収が亢進するため、さらに血液中のナトリウムが増加する。そうすると、それを薄めようと血管内に水分が流動し、全体の血液量が増えることで血圧が上昇するためである［1］。

さらに、肥満者においては、過剰に分泌されたインスリンや脂肪細胞からのレプチン（注3）のために交感神経系が刺激され、血中にカテコールアミン（注4）が放出される［2］。このカテコールアミンは褐色脂肪細胞という脂肪を燃焼させてエネルギーを消費する細胞を刺激する。これ自体は、脂肪を燃焼させて体重を一定の範囲内に保とうとする生体にもともと備わった機構であると考えられるが、その一方で、カテコールアミンは末梢血管を収縮させる働きがあるため、血圧が上昇してしまう。

また肥大した脂肪細胞から分泌されるアンジオテンシノーゲン（注5）などの昇圧物質が血管を収縮させ、血圧上昇へと繋がるという説もある［3］。

遺伝について

高血圧の原因遺伝子を調べるためには、疾患を持つ人と持たない人のゲノム（注6）を比較することが必要である。そのための手法の一つが、ゲノムワイド関連解析（Genome-Wide Association Study：GWAS／注7）である。この場合、高血圧のある集団とない集団に分け、それぞれの遺伝子の違いをゲノム全体にわたり網羅的に調べていく。その結果、高血圧を持つ集団で多く存在する変異（バリアント）を統計学的な手法で特定することで、疾患の原因となる遺伝子を推定して疾患の発症メカニズムの解明に役立てる。

これまで、遺伝子と疾患や体質との関連を調べる研究は、ヒトゲノムの解読が完了した二〇〇三年ごろから行われていたものの、当時はゲノム解析にかかる費用が非常に高かったため、特定の一部の遺伝子のみを対象として行われていた。その後、次世代シーケンサー（注8）やDNAマイクロアレイ（注9）などの解析技術の向上、コンピューターの技術発展により、ヒトゲノムのほぼ全体をカバーする解析手法でも、比較的安価に実施出来るようになった。二〇一〇年代からは、これらの技術を用いた特定の一部の遺伝子のみではない、ゲノム「ワイド」な研究が頻繁に行われるようになっている。

一部の疾患においては、疾患を持つ変異の組み合わせで疾患の危険性が二から四倍になることが示されており、遺伝子診断の有用性が示されている［4］。高血圧を対象に日本で行われたGWASにおいても変異の組み合わせで二・三倍から四・六倍の高血圧リスクの

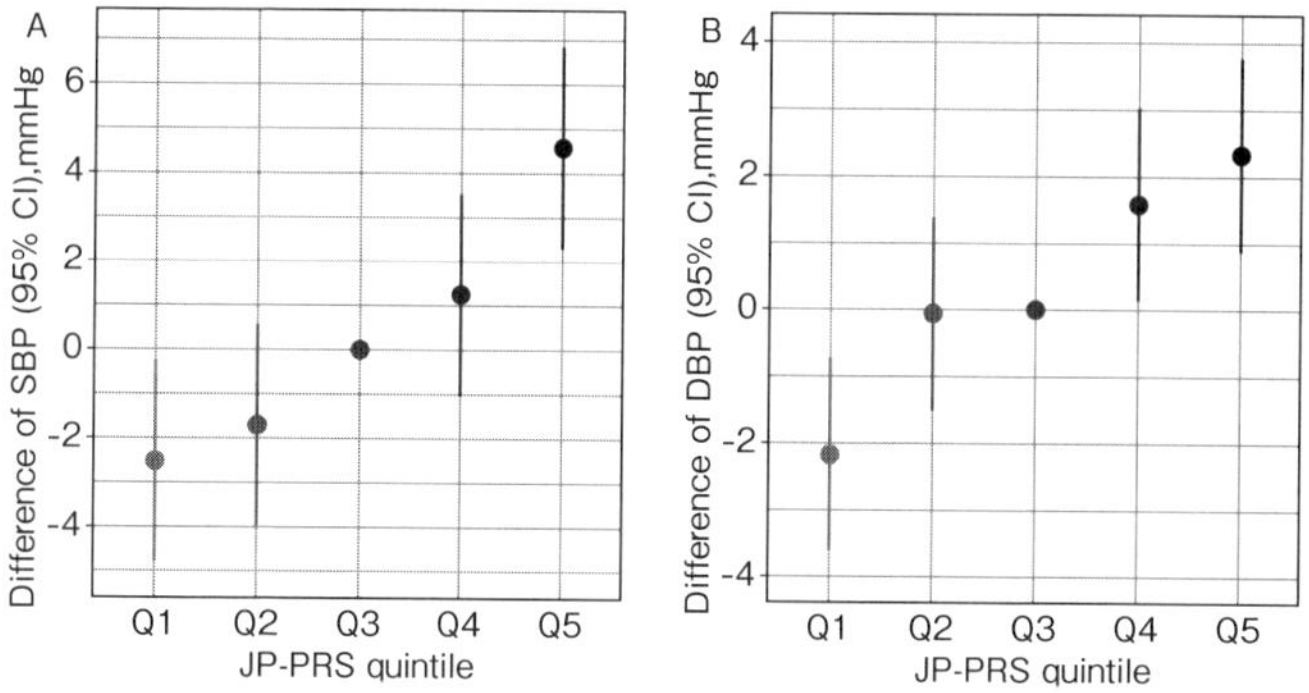

図2−2　日本人の遺伝子リスクスコア（JP-PRS）

五分位*における平均収縮期血圧(SBP)と拡張期血圧(DBP)の差。参考文献[5]より引用。

＊五分位：遺伝子変異の組み合わせによるリスクスコアを数の上で5等分して五つのグループを作った場合の各グループのこと。

上昇を示しているが、実際の血圧の変化は数mmHgに留まり、診療で心血管疾患の高リスク者を判定するためには遺伝子だけではなく、他のリスクとの組み合わせを考える必要がある（図2－2）[5]。

薬で血圧が上がる？

非ステロイド性抗炎症薬（NSAIDs／注10）、カンゾウ（甘草）製剤、グルココルチコイド（注11）、シクロスポリン（注12）、エリスロポイエチン（注13）、経口避妊薬、交感神経刺激薬などには血圧が上昇する作用があり、高血圧を誘発する。また、近年、抗がん剤などの分子標的薬による高血圧の誘発も報告されている。こうした薬剤を服用している場合は、家庭での血圧測定をこまめに行い、変化がないかどうかを確認する必要がある。

高齢者では痛み止めとして使用したＮＳＡＩＤｓにより急性腎機能障害が生じやすく、腎機能障害がさらに血圧を上昇させる。カンゾウ（甘草）は肝疾患治療薬、漢方薬、健康補助食品などに含まれており、ナトリウムや水の貯留と、カリウムの低下を来す。したがって、高血圧と同時に低カリウム血症が生じている場合にはその副作用が考慮される。

グルココルチコイドは低用量であれば高血圧を来すことはないが、中等量の長期投与は高血圧を合併する。また、シクロスポリンは移植の拒絶反応の抑制に用いられる。薬剤の血中濃度を測定し、降圧薬を使う。さらに、エリスロポイエチンは腎性貧血の治療薬であるが、血圧上昇を引き起こす。貧血の改善に伴う血液粘稠度《けつえきねんちゅうど》の増加のため、末梢血管抵抗が増加するためとされている。経口避妊薬の血圧上昇の程度は用量依存性であるとされるが、我が国では経口避妊薬と高血圧に関する十分な解析が行われていない。

交感神経刺激作用のある薬物には、総合感冒薬に含まれるフェニルプロパノールアミン（注14）がある。抗うつ薬には交感神経末端でのカテコールアミン再取り込みの抑制によって、高血圧を生じるものがある。

高血圧モデル動物

薬が患者さんのもとに届くまでには、多くの候補から有効性と安全性の高いものを選択していく作業が必要である。そのためには、動物を用いた試験が必要となる。

一九六〇年代には、高血圧を示すラットの個体を選択的に交配して高血圧を発症する系統が確立された〔6〕。同様に、脳卒中を起こしやすい系統や、高血圧性心不全を来す系統も選択され、高血圧や高血圧性心不全の研究に疾患モデルとして利用されている。また、遺伝子改変技術の進歩により、マウスでも高血圧モデルが作られるようになって、多くの重要な知見が得られている〔7〕。

薬剤の副作用については、ヒトｉＰＳ細胞（注15）や、そこから試験管の中で作られるオルガノイド（ミニチュアの臓器／注16）を用いることで動物実験を減らせる可能性がある。しかしながら、細胞やオルガノイドでは高血圧は再現出来ないので、今後も動物モデルの重要性は変わらない。

コラム

四つ葉のクローバーと遺伝

「遺伝」という言葉を学校で習う場合にまず登場していたのはメンデルである。メンデルは一八五七年からエンドウを注意深く何代も観察して、親の特徴が子孫に再び表われる時に、あるパターンがあることに気が付いた。この法則を明らかにしようとして、実験を行うことにした。具体的には、メンデルは修道院の庭にエンドウマメを植え、その種子の形や子葉、種皮の色、サヤの硬さや色など七つの形質を用いて交配実験をし、一八六六年に論文にまとめて、チェコスロバキアの自然科学誌に発表した。

しかし最近の高校の生物学では、遺伝ではこの「メンデルの法則」が影をひそめ、DNAが主役になっているようだ。急速に進む生物学の研究成果を大幅に採り入れ、古典的だった内容を「現代化」しているらしい。実際、遺伝はDNAで説明した方が、理解しやすいだろう。

その一方で、「メンデルの法則」に慣れ親しんだ我々の世代においては、突然変異など進化の仕組みについての説明では、植物の例を挙げてもらった方が腑に落ちやすい。アサガオの品種が多様なことがその代表例である。もう一つ有名なのは古くから幸運のしるしと考えられてきた四つ葉のクローバーだ。これはシロツメクサの五千本から一万本に一本、発生するとされる。ラッキーを求めてちょっと頑張れば見付けられる、ちょうどよいぐらいの確率だろう。

先日自宅の近くの京都御所を散歩していたら、たまたまシロツメクサの群生を見付けたので観察した。四つ葉のクローバーが見付かればいいな、というぐらいの気持ちであったのだが、なんと、十分ほどの間に、五つ葉のクローバーを二本も見付けることが出来た（図2－3）。五つ葉が出る確率は百万本に一本とも言われているので、その二乗の一兆分の一の確率の出来事が短時間で起きたことになる。

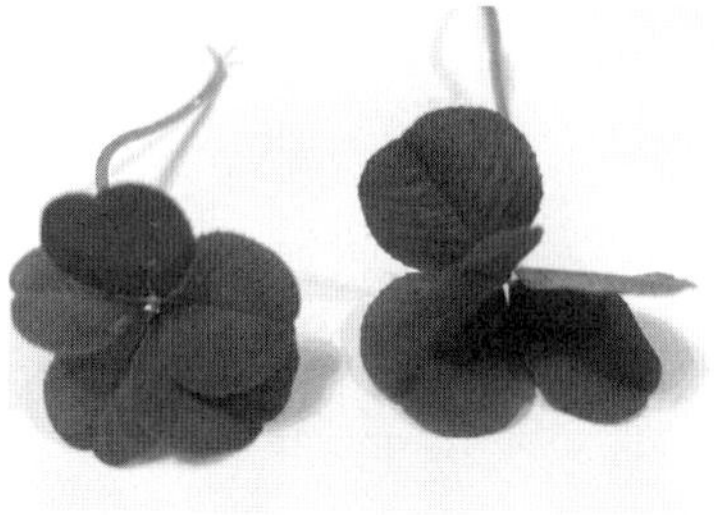

図2-3　2本の五つ葉のクローバー

京都御所を散歩中に偶然発見した。

五つ葉のクローバーの花言葉は「富」らしい。医学への研究費が増額されると良いのだが。

注1　アルドステロン　副腎から分泌されるホルモンであり、水分や塩分の調整を行う。しかしその働きが過剰になると高血圧を引き起こす。

注2　インスリン　膵臓から分泌されるホルモンの一つ。糖の代謝の調節を行い、血糖値を一定に保つ働きを持つ。

注3　レプチン（Leptin）　主として脂肪細胞から分泌され、食欲をコントロールするホルモン。交感神経活動亢進によるエネルギー消費増大をもたらし、肥満や体重増加の抑制の役割を果たす。ギリシア語で「痩せる」という意味の「leptos」から命名された。

注4　カテコールアミン　脳、副腎髄質及び交感神経に存在し、生体内ではドーパミン、ノルアドレナリン、アドレナリンの三種が知られている。

注5　アンジオテンシノーゲン　アンジオテンシノーゲンは、腎臓から分泌されるレニンの作用でアンジオテンシンⅠというホルモンに作り替えられ、血液に乗って肺を循環している時にアンジオテンシン変換酵素の作用でアンジオテンシンⅡというホルモンに変わり、血圧の上昇に関わる。

注6　ゲノム　ゲノムとは、英語の遺伝子（gene）と染色体（chromosome）から合成された言葉で、ＤＮＡのすべての遺伝情報のこと。

注7　ゲノムワイド関連解析　DNAの塩基配列は個体ごとに多様性がある。この遺伝的多様性と、病気や体質との関連性を網羅的に見付け出す手法をゲノムワイド関連解析と呼ぶ。

注8　次世代シーケンサー　DNAの塩基配列を高速かつ大量に解読する装置のこと。

注9　DNAマイクロアレイ　DNAチップとも呼ばれ、細胞内の遺伝子発現量を測定するために、多数のDNA断片を基板上に高密度に配置した分析器具のこと。

注10　非ステロイド性抗炎症薬（NSAIDs）　炎症の局所におけるプロスタグランジンなどの活性物質の抑制によって、解熱作用、鎮痛作用、抗炎症作用を発揮する薬剤の総称。

注11　グルココルチコイド　副腎皮質の束状層で産生される、副腎皮質ホルモンの一つ。

注12　シクロスポリン　T細胞の活性を抑制する薬剤で、主に臓器移植の急性拒絶反応に用いられる免疫抑制薬。

注13　エリスロポイエチン　赤血球の産生を促進する造血因子の一つ。

注14　フェニルプロパノールアミン　鼻汁、鼻閉等の症状の緩和を目的として用いられる薬剤。一般用医薬品として、鼻炎用内服薬、鎮咳去痰薬、かぜ薬に含有されている。

注15　iPS細胞　細胞を培養して人工的に作られた多能性の幹細胞。二〇〇六年に京都大学の

山中伸弥教授らは世界で初めてこのｉＰＳ細胞の作製に成功し、二〇一二年にノーベル医学・生理学賞を受賞した。

注16　オルガノイド「臓器（organ）のようなもの」という意味で、試験管の中で幹細胞から三次元的に作られたミニチュアの臓器のこと。ヒト臓器の構造や生理機能を詳細に再現することが可能である。

参考文献

［1］Tanaka A, et al.:*Associations of metabolic disorders with hypertension and cardiovascular disease: recent findings and therapeutic perspectives*. Hypertens Res.2024.

［2］Rahmouni K, et al.:*Hypothalamic arcuate nucleus mediates the sympathetic and arterial pressure responses to leptin*. Hypertension. 49: 647-52.2007.

［3］Frederich RC, Jr., et al.:*Tissue-specific nutritional regulation of angiotensinogen in adipose tissue*. Hypertension. 19: 339-44.1992.

［4］ Marston NA, et al.:*Predictive Utility of a Coronary Artery Disease Polygenic Risk Score in Primary Prevention*. JAMA Cardiol. 8: 130-7.2023.

［5］ Fujii R, et al.:*Associations of Genome-Wide Polygenic Risk Score and Risk Factors With Hypertension in a Japanese Population*. Circ Genom Precis Med. 15: e003612.2022.

［6］ Okamoto K, et al.:*Development of a strain of spontaneously hypertensive rats*. Jpn Circ J. 27: 282-93.1963.

［7］ Fukamizu A, et al.:*Tissue-specific expression of the human renin gene in transgenic mice*. Biochem Biophys Res Commun. 165: 826-32.1989.

第三章

血圧の数値について

―― サイレント・キラー ――

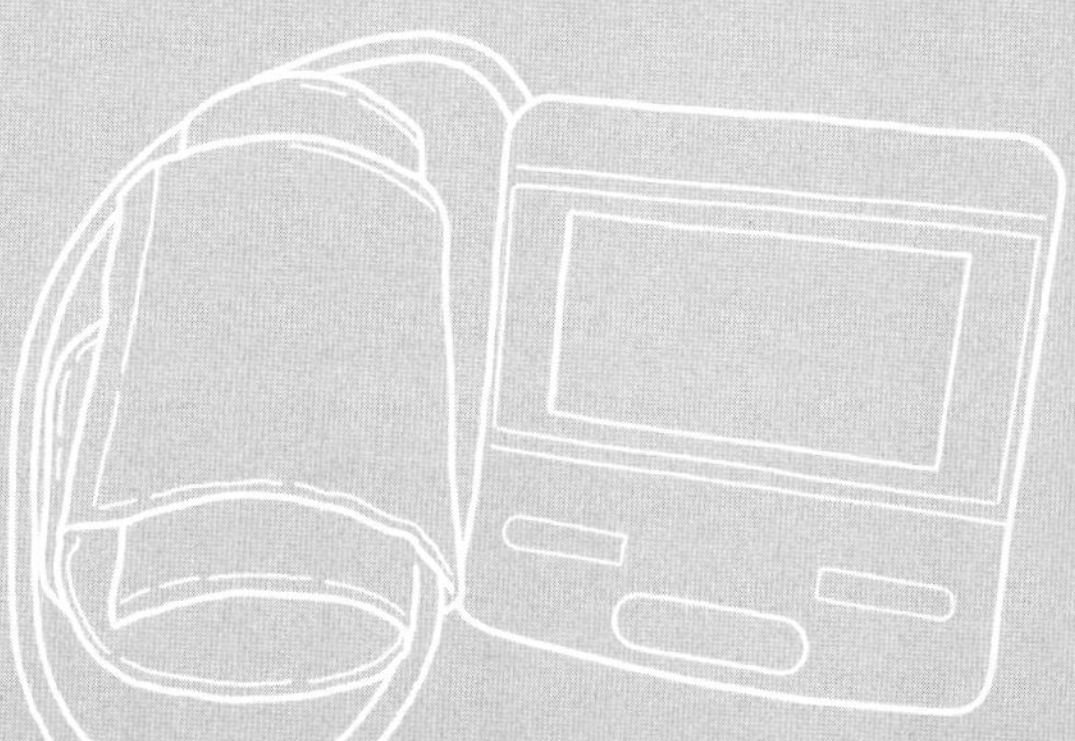

なぜ家庭でも血圧を測らないといけないのか

近年の高血圧治療においては、外来血圧と家庭血圧の間に差がある場合には、家庭血圧が優先される。それは日常の多くの時間は家庭で過ごしていることと、診察室でのみ血圧が上昇する「白衣高血圧」や、家庭血圧が高くなる「仮面高血圧」があるからだ（第一章参照）。

ただ白衣高血圧の場合でも、正常血圧の人に比べて脳心血管病に罹りやすいことがわかっており、将来高血圧になるリスクも高いことが知られている。また、仮面高血圧の場合でも、血圧をコントロール出来ている高血圧の人よりも脳心血管病になるリスクが高いという報告があり、どちらの場合でも、家庭血圧を測定して経過を観察することが重要である［1］。

血圧の測り方

血圧計は「上腕式血圧計《じょうわんしきけつあつけい》」（図3－1）を使用することが推奨されている。これは上腕に巻いたカフ（注1）に空気を送り、血管を圧迫して測定するもので、家庭用電子血圧計の主流になっている。

家庭血圧の測定で重要なのは、毎日同じ条件で測定することである。朝起きたら排尿を済ませ、起床後一時間以内に食事・服薬の前に測定する。夜は食事・服薬・排尿・入浴などを済ませて、寝る前に測定する。静かな部屋で椅子に腰かけて掌を上に向けて腕を乗せる。カフは心臓と同じ高さになるようにする。座って一分から二分安静にしてから測定し、左右差が一〇mmHg以上ある場合には高い方で測定する（常に同じ側の腕で測定する）。朝・夜ともに二回測定して記録する。

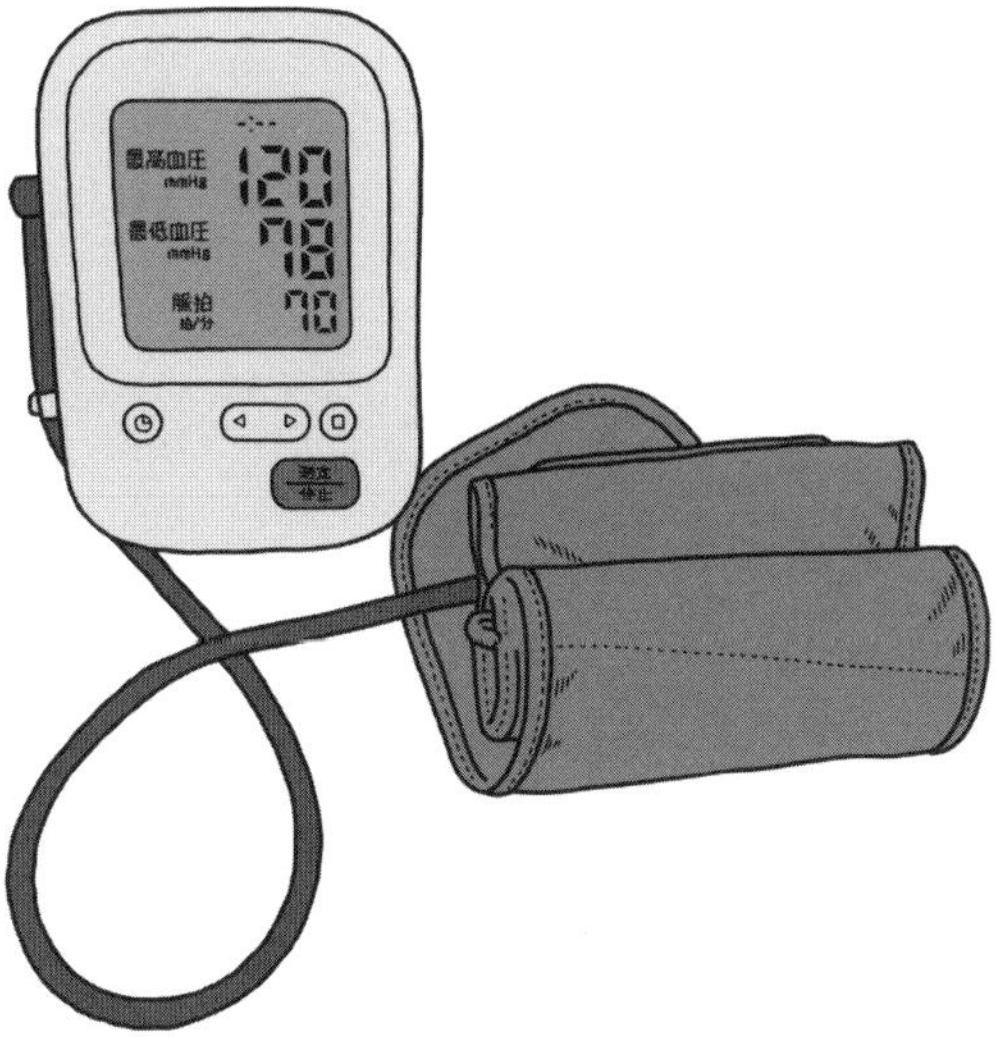

図3-1　上腕式血圧計

上腕に巻くものが最も正確とされ、日本高血圧学会も勧めている。購入する場合、操作しやすい、表示された数字が読みやすい、カフが巻きやすいなどの点を考慮して選ぶ。

なぜ血圧は朝晩測らないといけないのか

一日の血圧変動が詳しくわかればわかるほど、高血圧の診断や治療法の役に立つので、朝晩だけでなく、可能であれば昼も測定すると参考になる。二十四時間血圧を測定する方法もあるが、既に持っている血圧計で昼も測定すれば、瞬間的に血圧が急上昇する現象、「血圧サージ」もわかるので、自己管理に役立つ。

特に、診察室ではわからない仮面高血圧は昼間仕事中などでストレスがかかる時間帯に測定しないと発見出来ない。さらに、降圧薬の服用を開始した時も、効果の判定のためにこまめな血圧測定が役に立つ。測定条件は前項のようにし、二回以上測定する。

血圧サージについて

正常血圧の人であっても、気温、体位変換、喫煙、飲酒、ストレス、睡眠不足、塩分過剰摂取などの誘因で、血圧が急上昇して異常に高くなることがある。これを「血圧サージ」と呼ぶ。それぞれの誘因は日常でよくみられるものであるが、誘因が重なることが血圧サージを引き起こす危険性を高めていると考えられている。

急激な血圧の変化は血管に障害を起こし、動脈硬化を進行させる。動脈硬化がある状態で血圧サージが生じるとさらに動脈硬化が進行するという悪循環を引き起こす。また、心機能の低下した人では、急性心不全の引き金となる。

高血圧に自覚症状はあるのか

基本的に、高血圧には自覚症状がない。頭痛や耳鳴り、めまい、首のこりや痛みを伴うこともあるが、その原因が高血圧であると気付く人はほとんどいない。多くの人は健康診断で血圧を測定して、高血圧を指摘されて初めて知ることになる。

さらに症状がわかりにくいため、高血圧と言われても、「たいしたことはないだろう」と考えて、治療を受けずに放置しがちとなる。しかし、高血圧を治療せずに放っておくと、常に血管に強い圧力がかかる状態が続くために、動脈硬化が進行する。動脈硬化は脳、心臓、腎臓、大血管に障害を与え（次章参照）、命に関わる病気を引き起こすため、自覚症状がほとんどないまま進行する高血圧は別名「サイレント・キラー」と呼ばれている。

脈拍は高血圧と関係があるのか

脈拍とは心臓の拍動の数（心拍数）であり、その基準は成人で一分間に六十回から百回

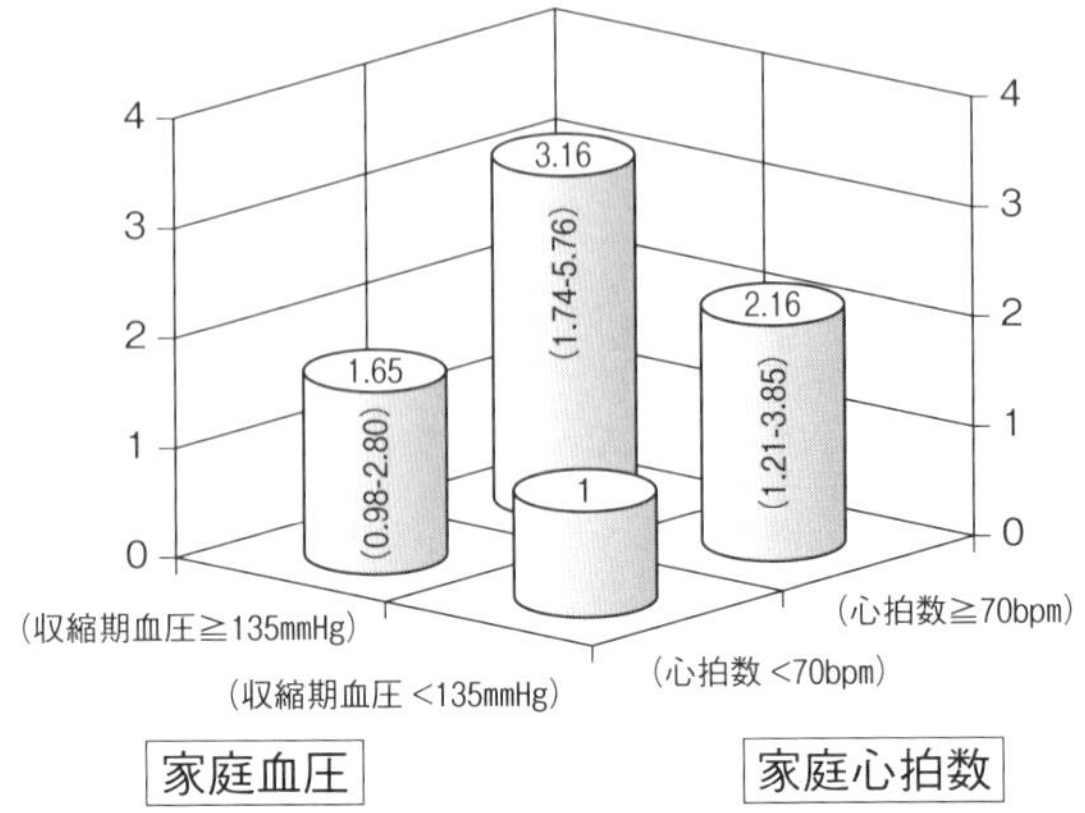

図3-2　心拍数と高血圧と心血管疾患死の関係

収縮期血圧135mmHg以上で心拍数が70回/分以上のグループは、収縮期血圧が135mmHg未満で心拍数が70回/分未満のグループに比べて心血管疾患死のリスクが3.16倍高い。参考文献[3]より引用。＊bpmは1分間の脈拍数。

程度である。高血圧と心拍数は直接の関係はないが、心拍数が高い状態が続くと心血管疾患のリスクが高くなることが調査研究で示されている（図3－2）[2][3]。日本の研究でも、朝の家庭血圧測定の際の心拍数が一分間で七十回を超えると脳心血管病死亡が増加することが報告されている[4]。

心拍数が高くなる原因には、心房細動などの不整脈の出現だけでなく、ストレスや生活習慣、ホルモンバランスの乱れが原因となると指摘されている。心拍数が早くなり、めまいや動悸などの症状がある場合には主治医に相談することが肝要である。

血圧計は手首式でもよい？

手首にカフを巻いて測定する「手首式血圧計」（図3－3）は簡便なためか人気が高いが、上腕式血圧計と同様に正確なのであろうか。

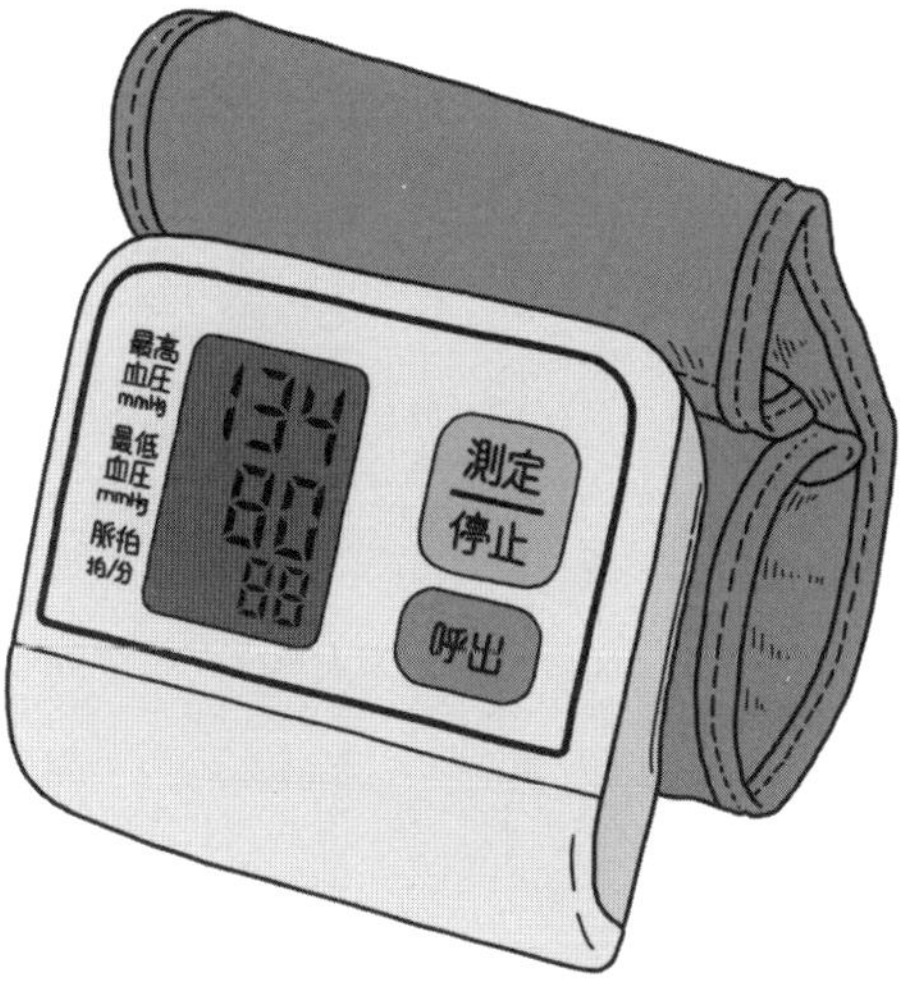

図3-3　手首式血圧計

正しい方法で測定すれば、上腕でも手首でも正確な値となるが、手首式の場合、手首の関節の曲げ伸ばしによって、ばらつきが出る可能性がある。また、測定部位による血管の太さや硬さの影響を受ける可能性もある。

これまでに、手首式と上腕式血圧計による測定を比較した報告がある。その結果は、手首式の方が血圧のばらつきが大きいというものであった[5]。その理由としては、手首の関節の曲げ伸ばしの可能性が挙げられている。手首式血圧計そのものが不正確という訳ではなく、測定する際の姿勢が様々になることが測定値を不正確にしている可能性が高いということである。また注意したいのは、手首式の血圧計でも、カフの位置を心臓と同じ高さにして測定することが重要である。

血圧の左右差について

血圧を測定していると、左右の腕で血圧が異なることがある。一般的に、右上腕の血圧は左上腕の血圧よりもわずかに高い。これは、大動脈から上腕に繋がる鎖骨下動脈（注2）が右側でより心臓に近い位置で分岐するためである。また、左右の動脈の太さが異なることもある。したがって、多少の血圧の左右差は正常でも認められる。

では、どれぐらいの左右差が問題となるのであろうか。これまでに血圧の左右差と末梢血管疾患、心血管疾患、脳血管疾患と死亡の関係が詳細に調べられている。その結果、左右の腕で測定した収縮期血圧の差が一〇㎜Hg以上あると、無症候性の末梢血管疾患の存在が疑われ、さらなる血管の検査が必要となり、この差が一五㎜Hg以上あると、死亡リスクが上昇することが判明している［6］。

血圧に左右差がある場合には、低い方の血管に動脈硬化や大動脈解離、大動脈瘤などの病気が生じている可能性がある。これらの疾患があれば、全身の動脈に変化が起きている可能性が高いため、詳しい検査が必要である。なかでも「動脈硬化症による鎖骨下動脈狭窄または閉塞」は、最も発症頻度の高い疾患である。この鎖骨下動脈の狭窄では、病気のある側の血圧が下がる。したがって、例えば血圧を左腕だけで測定していて、いつも低い値を示していても、それは左側の鎖骨下動脈に狭窄があるせいかも知れない。この場合、せっかく血圧を測定していても、動脈硬化の進行に気付くのが遅れてしまうことになる。家庭での血圧測定の際には、一度は左右差がないかどうか調べておくことが必要である。

コラム

血圧測定の歴史

高血圧はほとんどの場合、無症状であるため、血圧を測定することが高血圧の早期発見と治療に繋がる唯一の方法である。血圧の測定法には長い開発と改良の歴史がある。血圧測定の歴史は約三百年前にさかのぼる。

一七二〇年に英国の牧師で科学者のスティーブン・ヘールズ（Stephen Hales）が

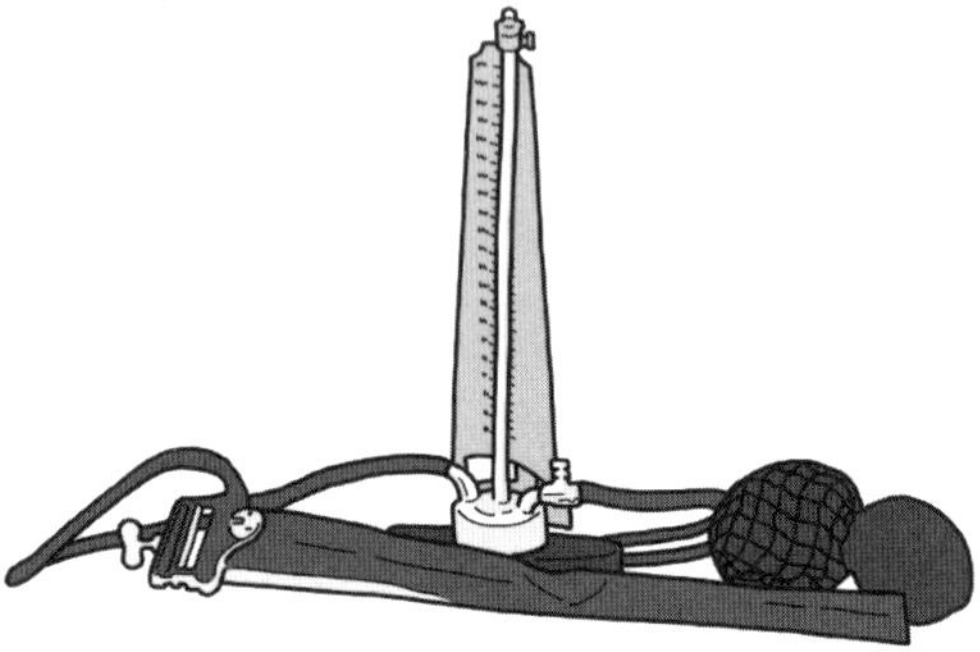

図3-4　ニコライ・コロトコフの初期の血圧計

ニコライ・コロトコフはロシアの外科医で、血圧測定のための聴診法の発明者。彼の水銀血圧計は最近まで用いられていた水銀血圧計とほぼ同じ形態をしている。『血圧測定の父――ニコライ・コロトコフ』（近代文藝社、2013年）参照。

馬の頸動脈にパイプを挿入して血圧を初めて測定し、報告した。

一九五六年に「心臓カテーテル法に関する発見」によりノーベル生理学・医学賞を受賞した西ドイツの医師、ヴェルナー・フォルスマン（Werner Forßmann）は受賞スピーチの際に、「最初の心臓のカテーテル法を実施したのはスティーブン・ヘールズである」と述べている。その後、非侵襲的な方法が出現したため、こうした侵襲的な血圧測定法は手術を受ける患者や集中治療室（ICU）に入院する患者など、限られた場面で用いられている。

ロシアの外科医、ニコライ・セルゲイエヴィチ・コロトコフ（Nicolai Sergeivich Korotkoff）は、一九〇五年に聴診器とカフを用いた聴診による血圧測定法（図3－4）

を報告した〔7〕。上腕を包むカフを収縮期血圧以上に膨らませることによって、上腕動脈の血流を遮断した後にカフを徐々にゆるめると、拍動性の血流が再開し、いわゆる「コロトコフ音」が発生する。この音が聞こえ始める時と消える時がそれぞれ収縮期血圧と拡張期血圧になる。

コロトコフ法による測定では、当初から、水銀柱という圧力計の目盛りで血圧値を読み取る方式が用いられた（図3−5）。血圧の単位は「㎜Hg」である。これは水銀（元素記号Hg）を何ミリメートル押し上げるのに相当する圧力かという意味で使われている。つまり血圧が高ければ、それだけ水銀も上昇することになる。もし、水銀でなく水を用いて

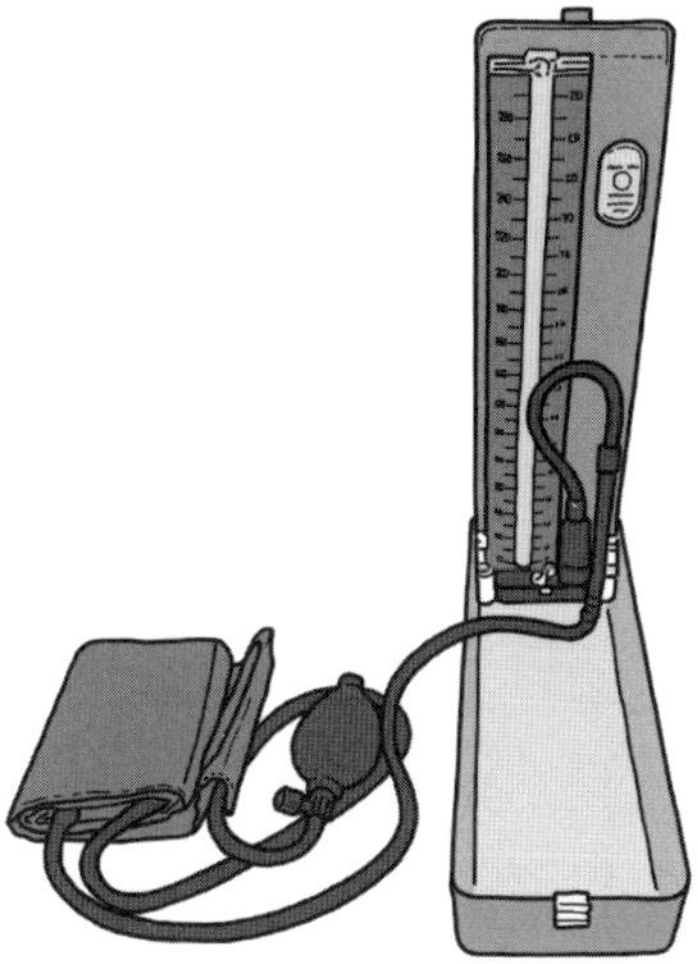

図3−5　水銀血圧計

水銀の毒性をもって現在は生産されていない（2021年1月1日以降、製造及び輸出入が禁止された）。

血圧計が作られていたら、それは高さ四メートル以上の装置になっていたであろう。コロトコフによって考案された水銀血圧計は長い間ゴールデンスタンダードであったが、安全性と環境への懸念から現在では多くの国で水銀の血圧計の使用が禁止されている。そこで、アネロイド血圧計（ポンプを押すことにより手動で圧力をかけ、アナログの血圧計のデータを読み取る血圧計）やハイブリッド血圧計（電子ディスプレイによって血圧を水銀柱のような棒グラフで表示する血圧計）が代替として用いられるようになった［8］。

また、脈波をもとに血圧を測定するオシロメトリック法は一九八〇年代から行われている方法である。カフで圧迫して動脈を閉塞するのはコロトコフ法と同じであるが、カフを減圧する過程で血管壁に生じる振動（脈波）を用いて血圧を測定する。カフを減圧していくと、ある時点で脈波が急激に大きくなり、脈波はその後急速に小さくなり、ある時点までいくと、あまり変化しなくなる。脈波が急激に大きくなった時のカフの圧力を収縮期血圧、変化がなくなる時の圧力を拡張期血圧とする。オシロメトリック法は、病院の外来での血圧だけでなく、家庭を含めたあらゆる場所での血圧測定を可能にした。

さらに、現在ではウェアラブルデバイス（手首や腕、頭などに直接装着するコンピューターデバイス）による、カフなしの血圧測定装置が考案されている。しかし、この方法はまだキャリブレーション（較正《こうせい》。標準通りの値を得るために、正しい値になるよう調整すること）を必要とし、絶対的な血圧値ではなく、個人内の血圧変化を追跡するにとどまるという限界がある。カフなしの血圧測定を便利で正確なものにするためには、さらなる技術的進歩が必要である。

こうした技術開発の一方で、高血圧の管理状況は依然として悪い。世界的にみても、高血圧と診断されていることを自覚している成人は半数以下であり、治療を受けている成人の三分の一しか高血圧をコントロール出来ていない。より簡単で便利な血圧測定が、センサーや機械学習などの技術的進歩により可能となれば、大きくこの状況は変わるであろう。

注1　カフ　血圧計と繋がった腕帯のことであり、血圧カフが膨らむことで動脈を圧迫し、血圧測定が可能となる。カフをゆるく巻くと、上腕とカフの間に隙間が出来て、その分多く加圧する必要が出てくる。その場合、血圧値は高く出る。

注2　鎖骨下動脈　鎖骨下動脈は、胸郭の上部を鎖骨の下方で走行する動脈であり、主に頭や腕に血液を供給している。右鎖骨下動脈と左鎖骨下動脈があるが、構造上から左右対称ではない。

参考文献

［1］ Stergiou GS, et al.:*Prognosis of white-coat and masked hypertension: International Database of HOme blood pressure in relation to Cardiovascular Outcome*. Hypertension. 63: 675-82.2014.

［2］ Cooney MT, et al.:*Elevated resting heart rate is an independent risk factor for cardiovascular disease in healthy men and women*. Am Heart J. 159: 612-9 e3.2010.

［3］ Kannel WB, et al.:*Heart rate and cardiovascular mortality: the Framingham Study*. Am Heart J. 113: 1489-94.1987.

[4] Hozawa A, et al.:*Prognostic value of home heart rate for cardiovascular mortality in the general population: the Ohasama study*. Am J Hypertens. 17: 1005-10.2004.

[5] Kikuya M, et al.:*Accuracy and reliability of wrist-cuff devices for self-measurement of blood pressure*. J Hypertens. 20: 629-38.2002.

[6] Clark CE, et al.:*Association of a difference in systolic blood pressure between arms with vascular disease and mortality: a systematic review and meta-analysis*. Lancet. 379: 905-14.2012.

[7] Vischer AS, et al.:*Principles of Blood Pressure Measurement - Current Techniques, Office vs Ambulatory Blood Pressure Measurement*. Adv Exp Med Biol. 956: 85-96.2017.

[8] Pickering T:*The case for a hybrid sphygmomanometer*. Blood Press Monit. 6: 177-9.2001.

第四章

血圧が高いとどうなる？

——「人は血管とともに老いる」ということ——

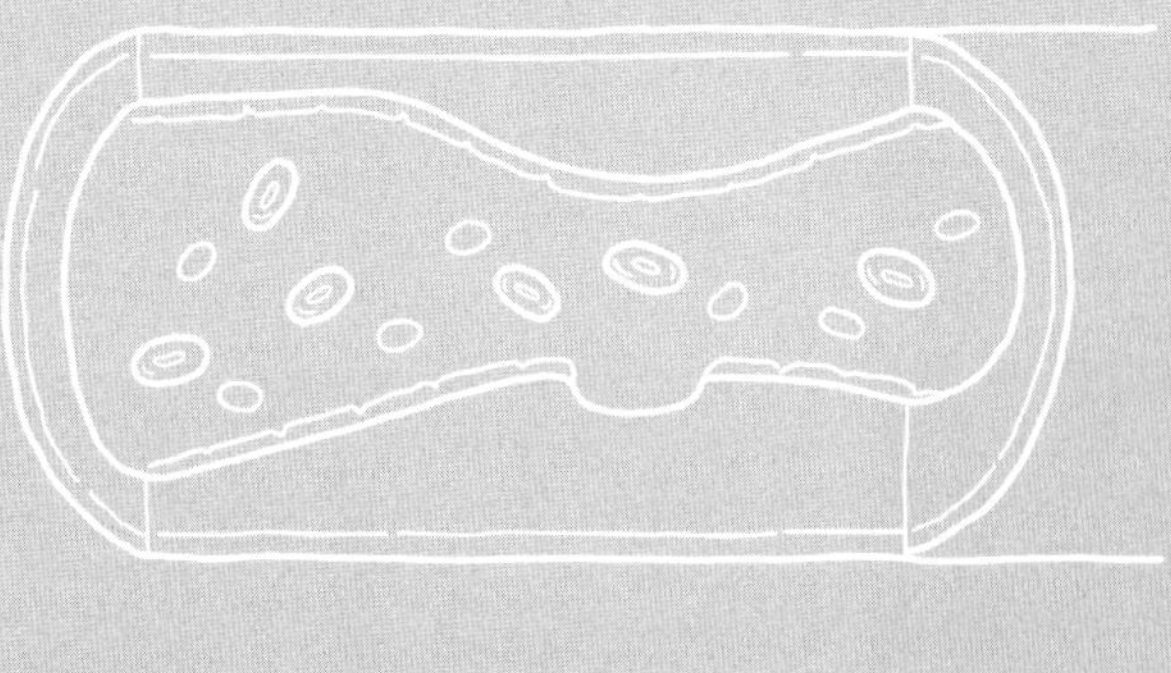

血圧とは？

血圧とは、血液が流れることによって血管内に生じる圧力のことである。その前に、「血圧と臓器」の関係（高血圧と病）を図で見ておこう（図4－1）。

心臓が収縮することによって、勢いよく血流が血管に送られ、押し出された血液によって大動脈の血管壁には圧力がかかっている。この時の血圧を「収縮期血圧（最高血圧）」という。逆に心臓へ血液が戻ってきている状態では、心臓は拡張し、大動脈の血液量が減ることから血管壁にかかる圧力は低下する。この時の血圧を「拡張期血圧（最低血圧）」という。収縮期血圧と拡張期血圧の差は「脈圧」といい、動脈硬化の指標の一つになっている。

もう少し詳しく言うと、心臓をポンプ、血管をホースに例えるとわかりやすい。水道のホースに一気にたくさんの水を流すと、ホースが張りつめた状態になる。この時、ホースには高い水圧がかかっている。また、ホースのどこかを押えつけて水が流れ難い状態にした時には、少ない水の量でも、そこから後ろのホースは張りつめた状態になる。これと同じように、血圧も心臓が送り出す血液の量（心拍出量）と、それを流す血管の通りづらさ（末梢血管の抵抗）などの要因で決まる。したがって、血圧は心拍出量×末梢血管抵抗で算出

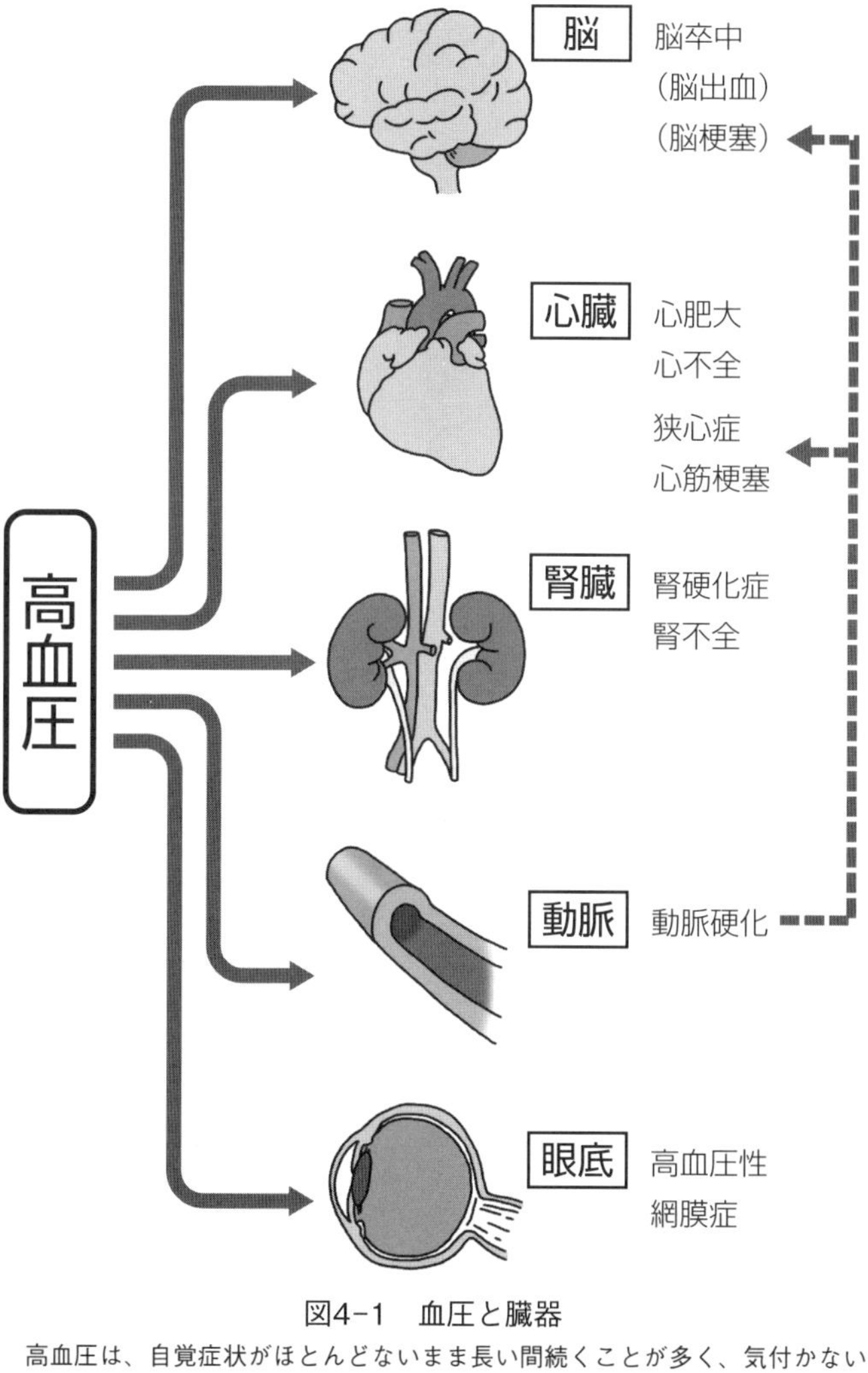

図4-1　血圧と臓器

高血圧は、自覚症状がほとんどないまま長い間続くことが多く、気付かないうちに身体の様々な臓器に悪影響を及ぼす。

することが出来る。このほかには大動脈の弾力性や血液の粘性、血液の循環量なども関わっていることが知られている。

収縮期血圧が一二〇㎜Hg（ミリ水銀）の場合、水銀の比重を一三・六とすれば、水を一六三センチメートルの高さまで押し上げる力がある。このような大きな力で、心臓から全身に血液が運ばれ、酸素や栄養が運ばれているとともに、不要となった老廃物が回収されていることになる。

太い大動脈から、非常に小さな毛細血管までありとあらゆる血管には血圧があるが、静脈圧（静脈の血圧）はほぼ0なので、一般的には動脈圧を血圧と呼び、中でも測定のしやすい上腕動脈の圧力を「血圧」として用いている。

高血圧の診断基準

日本における高血圧の診断基準や降圧目標は、日本高血圧学会が示した「高血圧治療ガイドライン https://www.jpnsh.jp/data/jsh2019/JSH2019_hp.pdf」に基づく。基本的に治療が必要な高血圧と診断されるのは「外来血圧（病院で測る血圧）」が「一四〇／九〇㎜Hg以上」の場合である。最高血圧・最低血圧の値の両方、またはどちらか一方だけが当てはまる場合においても高血圧となる。「家庭血圧（家庭で測る血圧）」の場合では、それぞれ五㎜Hgを引いた値となる。高血圧は、さらに三段階に分類されており、それぞれ以下のような数値である。

■Ⅰ度高血圧・・・・・・・一四〇～一五九／九〇～九九㎜Hg
■Ⅱ度高血圧・・・・・・・一六〇～一七九／一〇〇～一〇九㎜Hg
■Ⅲ度高血圧・・・・・・・一八〇以上／一一〇㎜Hg以上

「一三〇～一三九／八〇～八九㎜Hg」は「高値血圧」、最高血圧が「一二〇㎜Hg以上」は「正常高値血圧」とされ、「高血圧予備軍」として、降圧指導の対象となる。

高血圧の何が問題なのか

人の動脈壁は、生きている限り高い圧に始終さらされており、年齢とともに血管が衰え、老化することは容易に想像出来るだろう。心臓から出て行く血液を運ぶ動脈には、心臓から血液が押し出される度に大きな圧力がかかる。高血圧の場合、通常よりも高い圧力が血管にかかり続けることになる。この状態が長年続くと、血管の内壁が障害され、分厚くなってしまい、血管の弾力性（柔軟性）がなくなる。これが動脈硬化と呼ばれる状態のうちの一つである。

ホースに弾力性がないと、圧力を逃がすことなくそのまま受けることになり、血圧が上がることがわかる。また、脈圧が大きいほど動脈硬化が進行している可能性が高いことが知られているが、これもホースがしなやかなチューブから、硬い土管のように変化していると考えれば理解しやすい。

一方、血管の壁が分厚くなることで、血管が狭くなり、血液が流れにくくなるため、身体の各種組織は、酸素や栄養が不足する。また、動脈硬化巣が破綻することで、血栓が生じることもある。血栓が動脈を完全に塞いでしまうと、その血管から酸素や栄養が届かなくなり、組織が壊死をすることになる。こうした組織の部分のことを「梗塞《こうそく》」と呼ぶ。一般的によく使われる、心筋梗塞や脳梗塞の用語がこれにあたる。

「人は血管とともに老いる」というウィリアム・オスラー博士（注1）の言葉は非常に有名であるが、人間の老化の原因が、実は血管の老化と密接に関係していることをうまく表現している。

脳血管についての影響

高血圧は脳心血管病の最大の危険因子といえる。我が国では一九六〇年代では、世界で最も脳卒中死亡率が高い国の一つであったが、脳卒中死亡率は過去五十年の間に大きく低下した（図4－2）。しかしながら、我が国の脳卒中の年齢調整死亡率は、依然として急性心筋梗塞のそれよりも約三倍高い〔1〕。

「血圧レベル」と「脳心血管病リスク」の間には正の相関関係がある〔2〕。特に、血圧レベルのなかでも、一二〇／八〇㎜Hg未満の脳心血管病死亡リスクが、最も低いことが示されている〔3〕。

脳血管障害（脳卒中）には、脳の血管が詰まる脳梗塞と、脳の血管が破れる脳出血やくも膜下出血がある。いずれも高血圧が最大の原因である。我が国では人口構造の高齢化と相まって、特に脳梗塞患者が増加しつつある。また、高齢高血圧患者では、無症候性脳血管障害を高率に合併することが知られており、その血圧管理も重要である。

脳梗塞になると、血管が詰まった部分の先の脳細胞には血液が送られなくなる。脳梗塞を発生させる危険因子には、高血圧、不整脈（心房細動）、糖尿病、喫煙、肥満などがある。この中でも、高血圧が特に重要で、高血圧が完全に予防出来れば、日本人の脳卒中は今よ

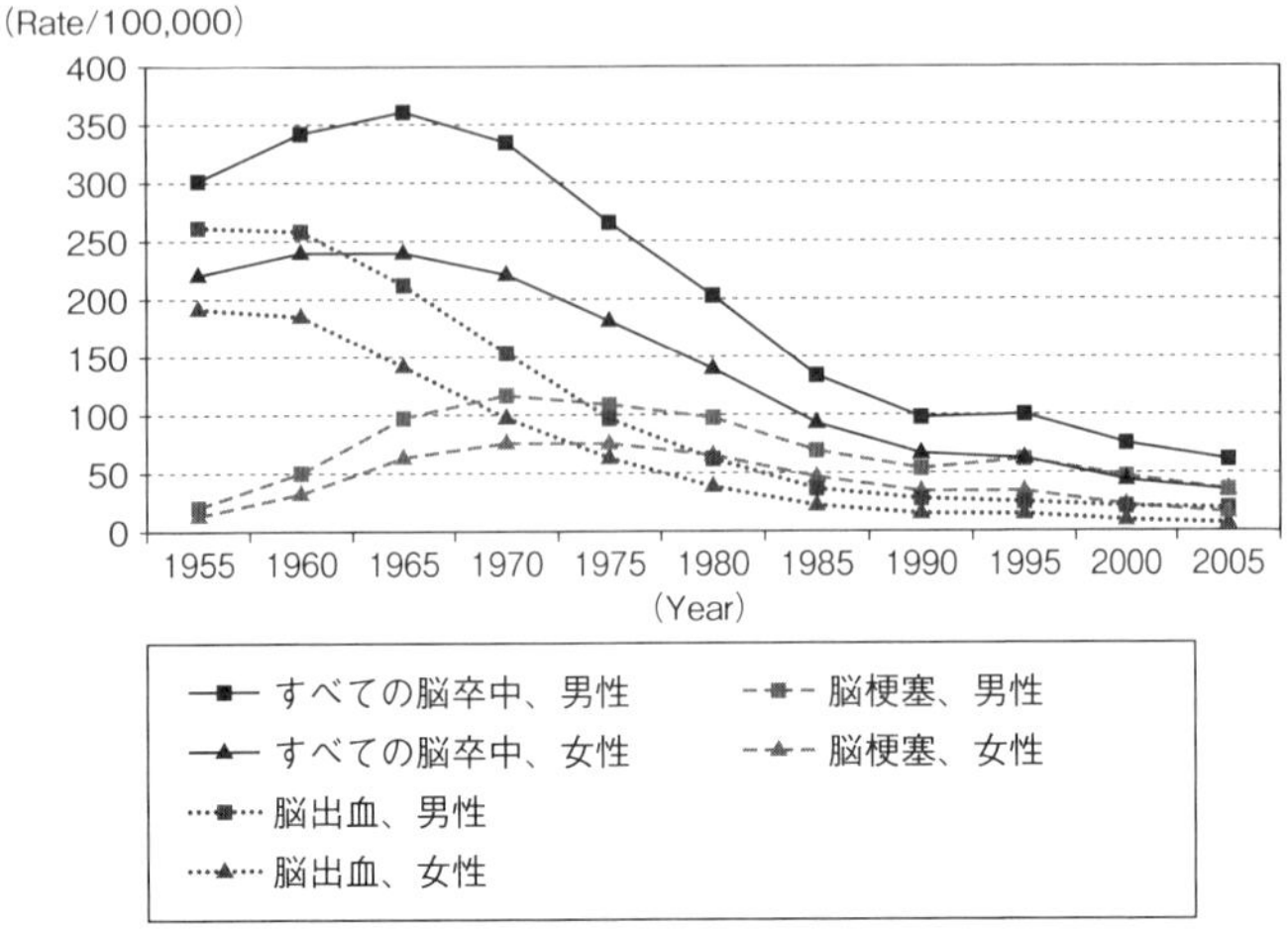

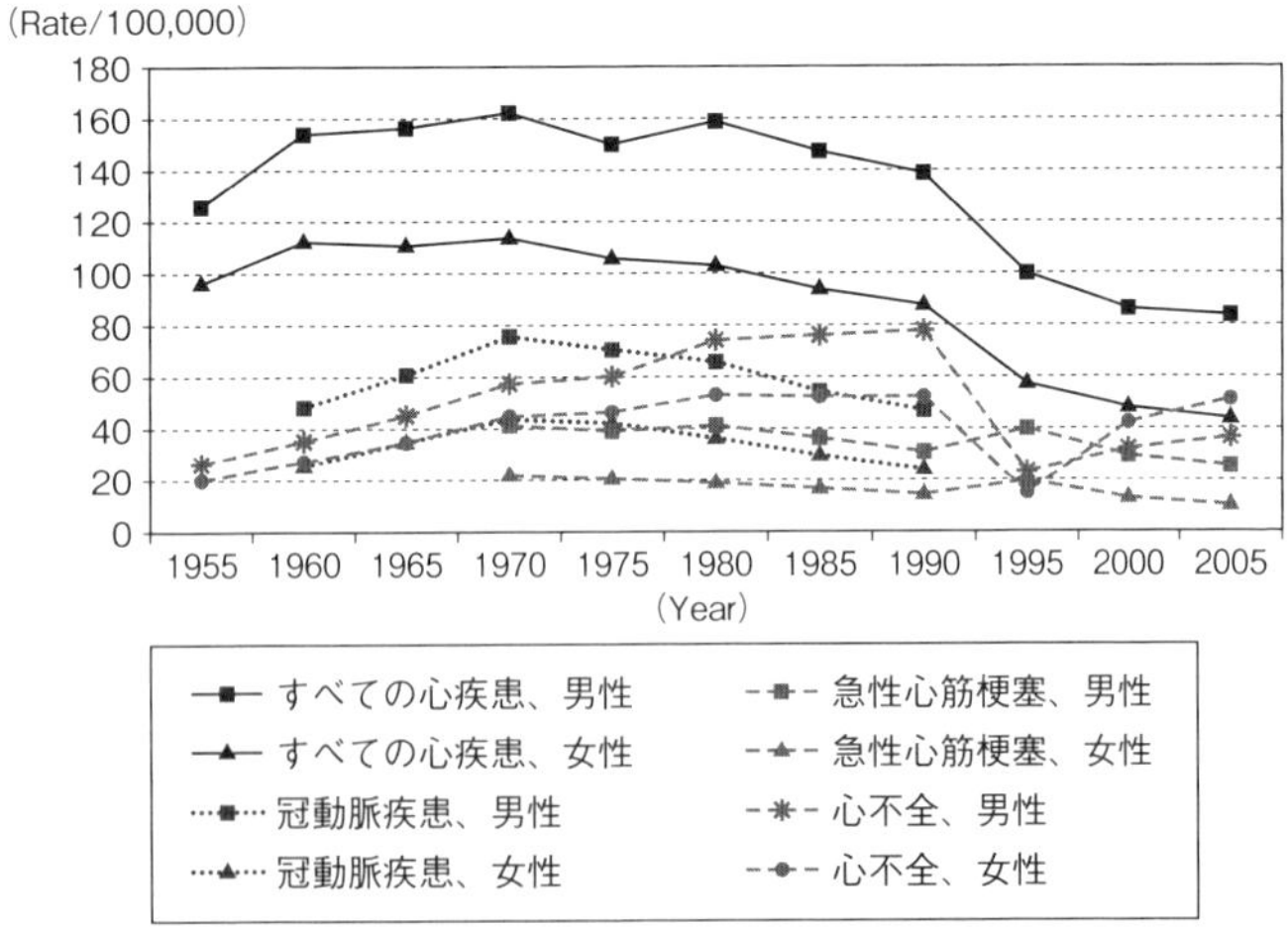

図4-2　日本における脳卒中(上)、心疾患死亡率（下)の推移

脳卒中死亡率は大きく低下したが、心疾患死亡率の変化は少ない。参考文献[1]より。

りも約半分に減ると考えられている［4］。メタボリックシンドロームも脳梗塞の危険因子の一つである。また、心房細動という不整脈を持っている人では、心臓の中に血栓（血液の固まり）が出来やすく、それが脳に飛んで脳梗塞を起こすことがある。これを脳塞栓と言う。心房細動のある人では脳梗塞になる確率が二から七倍ほど高くなるので、健診などで心房細動があると言われたら、必ず治療を受けることが大事である。自分で脈に触れて、不規則に打つような脈がある場合には、医療機関に相談する必要がある。

脳出血では、脳の中に出血して血の塊が出来る。日本人の場合、脳の深い部分にある、被殻や内包、放線冠、視床などに向かう細い血管が詰まったり出血しやすいため、その結果として、脳梗塞、脳出血いずれの場合でも、脳細胞が壊れ、意識がなくなったり、半身まひや言語障害、さらには認知機能低下などの症状が現われる。くも膜下出血ではまひは少なく、激しい頭痛や意識障害が突然起こる。脳梗塞や脳出血では、初期に適切な治療を開始すれば、後遺症なく治ることもあり、またリハビリでかなり回復することも多くなっている。しかし半身不随や認知症が残ったり、寝たきりになったり、あるいは亡くなる危険が高い病気である。

脳出血やくも膜下出血の場合は、高血圧、喫煙、飲酒が発生に関連する要因である。脳出血の場合は、コレステロール値の異常低値（低栄養）も発生に関与することが知られている。

繰り返しになるが、脳卒中の最大の原因は、高血圧である。高血圧の最大の生活習慣要因は、食塩の過剰摂取であり、日本人は食塩摂取の多い民族であるため、脳卒中予防のためにまず行うべきことは、減塩である。

また太っていて血圧が高い人は、特定保健指導などを利用して減量すると、血圧が下がる可能性が高いことが知られている。また、煙草は、がん、心臓病、脳卒中、ＣＯＰＤ（慢性閉塞性肺疾患）のすべてのリスクを高める。大量飲酒も脳梗塞、脳出血、くも膜下出血のすべてのリスクを高くすることがわかっている。

高血圧との関連で重要な無症候性脳梗塞のほとんどは、小梗塞であり、高血圧や加齢が最大の危険因子となる小血管病であると考えられている。そして、ＭＲＩにより、無症候性脳出血または微小脳出血が高頻度に検出されるようになり、注目を集めている［5］。これらの存在や進展は、脳血管障害、認知機能低下の独立した危険因子であることが知られている［6］。

心臓についての影響

心臓は高血圧の重要な標的臓器の一つである。心臓に対する圧負荷の増大に伴い、心筋細胞肥大、心臓の間質の線維化などの心筋リモデリング（注2）や、冠動脈内皮障害（注3）が生じる。さらに、脂質異常症、糖尿病、加齢、喫煙などの危険因子の存在とともに、冠動脈硬化が進行する。こうした心筋リモデリングや冠動脈硬化の結果、冠動脈疾患、心不全、致死的不整脈が生じて死に至る。したがって、心疾患の発症や死亡を減少させるためには、血圧を十分かつ持続的に低下させることが必要である。

Framingham Heart Study（米国マサチューセッツ州 フレーミングハムの研究機関）に登録された四十歳以上で臨床的に明らかな心血管系疾患のない三千二百二十人を対象に、左室容積（体積）と心血管系疾患の発生率、心血管系疾患による死亡率、及び全死因による死亡率との関係を調べたところ、心臓超音波検査による左室質量（重さ）の増加は心血管系疾患に起因する死亡を含む臨床的イベントの高い発生率と関係することが示された［7］。また、SPRINT試験（米国で行われた大規模臨床試験）のサブ解析（全体の集団の中から特定の属性を持つ集団・サブグループを抜き出して解析を行う手法）においては、一二〇㎜Hg未満への降圧が、心肥大の発症率を低下させ、心肥大の退縮率を上昇させた［8］。また、心肥大を有する高血圧患者において、降圧剤投与による心肥大の改善は、その他の心血管危険因子とは無関係に、突然死のリスク低下と関連していた［9］。

また、冠動脈疾患については、降圧薬は、その種類によらず、高血圧患者の冠動脈疾患発症を減少させることが示されている［10］。冠動脈疾患を対象とした「プラセボ対照ランダム化比較試験」（注4）では、より厳格な収縮期血圧の低下が冠動脈疾患発症抑制、冠動脈プラークの縮小を示した［11］。さらに、心筋梗塞後は、降圧に加えて心血管イベント抑制（注5）と生命予後改善を目標に降圧薬を用いることになる。レニン・アンジオテンシン系阻害薬（注6）は、左室駆出率が低下した心筋梗塞の左室リモデリングを抑制し、心不全や突然死を減少させて生命予後を改善することが示されている［12］。

心不全は、一旦症状が出現すると増悪と寛解《かんかい》を繰り返しながら、徐々に悪化し、死に至る症候群である。我が国の急性・慢性心不全診療ガイドラインにおいては、高血圧があれば、危険因子を持つが器質的心臓異常や心不全症候がない、心不全ステージAとして扱うこととなっている。このことは、心不全症候のない心不全ステージAやBから早期治療介入し、心不全発症を予防する重要性を強調したものである。

腎臓についての影響

高血圧と腎臓は互いに密接に関連し、高血圧の成因に腎臓はきわめて重要な役割を果たす。一方、高血圧は腎障害を引き起こして慢性腎臓病（ＣＫＤ）の原因となり、ＣＫＤが発症すると高血圧が悪化するという悪循環が形成される。したがって、ＣＫＤ合併高血圧においては、二十四時間にわたる血圧の厳格な管理が重要となる。

ＣＫＤの早期発見のために、すべての高血圧患者においては、検尿と推算糸球体濾過量（ｅＧＦＲ／注7）の算出を行う。過去の健診データから、タンパク尿の出現やｅＧＦＲ六〇㎖／分／一・七三㎡未満のＣＫＤの発症には、高血圧が強い危険因子であることが明らかになった[13]。ＣＫＤで血圧が目標降圧レベル以上の場合は、食塩制限、適正体重の維持、禁煙及び腎機能に応じたタンパク摂取制限が必要となるので、医療機関を受診し、直ちに降圧療法を開始することが肝要である。

大血管についての影響

高血圧と関係の深い血管疾患には、大動脈解離、大動脈瘤、閉塞性動脈硬化症がある。急性大動脈解離の場合には、迅速な降圧、心拍数のコントロールが必要となる。とくに急性期には収縮期血圧を一〇〇から一二〇㎜Hgに、慢性期には一三〇㎜Hg未満にコントロールすることが必要である[14]。β遮断薬（注8）による大動脈解離に対する長期治療は、大動脈拡張の進行、その後の入院の発生率、及び解離に関連した治療費を減少させることが知られている[15]。

　また大動脈瘤は多くが無症状であるため、検診や他の疾患の診察時に偶然発見されることが多い。しかし、一旦破裂すると、その救命率は低いため、対策が重要な疾患である。実際、破裂後の死亡率は高く、病院に到着した患者の約八〇パーセント、破裂したＡＡＡ（Abdominal Aorta Aneurysm／腹部大動脈瘤）に対して手術を受けた患者の五〇パーセントが死亡する[16]。これまでの研究で、大動脈瘤は動脈硬化、マルファン症候群（注9）やエーラス・ダンロス症候群（注10）などの遺伝性疾患、二尖大動脈弁《にせんだいどうみゃくべん》（注11）などの先天性疾患、高血圧や加齢によって引き起こされることがわかっている。現在、マルファン症候群患者の胸部大動脈瘤に対しても、β遮断薬が標準的な治療となっている。一方、腹部大動脈瘤に対する治療薬には確立されたエビデンスは乏しい。しかし、その原因としては動脈硬化が主因であることは明らかであり、高血圧を初めとする動脈硬化に対する対策は重要である。

さらに、閉塞性動脈硬化症は文字通り、動脈硬化によって末梢循環障害を引き起こす疾患である。血行再建術の進歩により虚血症状が改善するが、治療の目的はそれだけでなく、高率に合併する脳心血管イベントの予防である。降圧とともに、禁煙を行うことによってそれが達成出来ることが示されている[17]。重症例については、経皮的血管形成術、外科的な血行再建術が必要な場合も多いので、専門医療機関の受診が望ましい。

合併症を調べる検査

ここまでに述べた各種臓器についての検査がある。

①脳・眼底の検査

頭部ＣＴ（コンピュータ断層撮影法）、ＭＲＩ（磁気共鳴画像撮影法）検査による画像診断が可能である。ＣＴはＸ線を利用した検査で、検査時間が比較的短いという特徴がある。脳出血やくも膜下出血など緊急性が高い病気を疑う場合に優れている。

造影ＣＴは、まれに造影剤による副作用が発生する場合がある。以前に副作用を起こしたことがある方、気管支喘息を有する方、腎機能が悪い方などは副作用のリスクが高まるので、注意が必要である。

ＭＲＩは磁気を利用した検査で、頭部においてはＣＴと同等もしくはそれ以上の画質を有する。放射線被曝がないため、造影剤を使用せずに脳血管の描出が出来るので頭部スクリーニング検査に適しているといえる。頭部ＭＲＡ（磁気共鳴血管撮影法）でもＭＲＩ装置を使用する。ＭＲＩが断面画像であるのに対し、ＭＲＡは脳血管を立体的に描出することが出来る。これらによって、無症候性脳血管障害などを発見することが出来る。また、眼底検査で網膜の血管の状態をみることも出来る。網膜の血管に障害があれば、脳の血管もダメージを受けている可能性がある。

②心臓の検査

心電図は最も簡便な検査である。心肥大だけでなく、虚血性心疾患や不整脈の合併についても情報が得られる。胸部Ｘ線は心臓診断の出発点として、しばしば用いられる。心房及び心室の大きさ及び形状と肺血管系の概要を知ることが出来る。また、心臓超音波（心エコー）検査によって、安静時心機能を知ることが出来、また冠動脈疾患の有無についてもある程度調べることが出来る。また、心臓弁の構造及び心内血栓の検出や肺動脈圧及び中心静脈圧の推定などの評価にも用いられる。また、心臓超音波検査の際に、上行大動脈、腹部大動脈についても病変の有無を知ることが出来る。

経食道心エコー検査では、先端に装着された超音波プローブ（注12）により、胃及び食道を介して心臓を描出することが出来る。

さらに、冠動脈CT検査は、冠動脈造影に代わる非侵襲的検査として用いられる。冠動脈疾患のリスクが低いか、中等度の患者においても、臨床的に有意な冠動脈疾患を除外出来る点がこの検査の有益性である。

さらに、冠動脈疾患の治療を踏まえた検査としては、心臓カテーテル法がある。経皮的冠動脈形成術（ＰＣＩ）とは、狭くなった、あるいは詰まった冠動脈に対し、カテーテルを用いる治療法の総称である。ＰＣＩ治療はカテーテル治療、ステント治療、冠動脈インターベンションと呼ばれることがある。その他、カテーテルを用いると、詳細な心機能が測定や心内膜心筋生検も行うことが出来る。最近は大動脈弁狭窄症や僧帽弁閉鎖不全症などの弁膜症に対する治療、先天性心疾患の一部もカテーテルで行うことが出来るようになった。不整脈に対するカテーテルアブレーション治療（注13）も多くの施設で行われている。

③血管の検査

頸動脈超音波検査で、首の動脈の状況を知ることが出来る。また、足関節上腕血圧比

（ＡＢＩ）を測定すると、末梢動脈疾患の有無を知ることが出来る。正常では足首の血圧の方が上腕の血圧より高いが、動脈の内腔が狭くなると足首の血圧が腕の血圧より低くなることがその原理である。そのほかにも、脈波伝播速度検査（ＰＷＶ）がある。心臓から出た血液の拍動は、血管の壁や血液を伝わって末梢まで届くが、血管の壁が硬いほど拍動は早く伝わるという性格がある。そこでＰＷＶ検査では、「比較的太い血管の硬さ（動脈硬化の程度）」がわかる。また、心臓足首血管指数（ＣＡＶＩ）という動脈の硬さを調べる検査もある。

どんな症状があれば救急車を呼ぶ？

脳卒中の症状は突然現われることが多いが、頭痛、めまい、舌のもつれ、手足のしびれなどの前ぶれ症状が起こることもある。典型的な症状は、片方の手足が動かなくなったりしびれる、顔の半分が動かなくなったりしびれる、呂律《ろれつ》がまわらなくなったり、うまく言葉を発することが出来ない、という症状である。こうした症状が現われたら、すぐに救急車を呼んで、検査を受ける必要がある。

特に、近年は血栓を溶かす治療薬であるｒｔ‐ＰＡ（遺伝子組み換え組織型プラスミノゲン・

アクチベータ）を用いた経静脈的線溶療法（注14）や、カテーテルを用いた経動脈的血行再建療法（注15）が普及しており、これによって脳梗塞が完治する可能性が高くなっている。しかし、この治療は症状が出てからすぐに行わないと効果がない。目安は線溶療法で四時間半以内、血行再建療法で六時間以内とされている。こうした治療が出来る医療機関は増えてきているので、上記の症状があったら、すぐに救急車を呼ぶことが肝要である。

また、急性心不全は高血圧や高齢者に認められることが多い。座っていても息切れがする、あるいは寝ると咳が出るなどの症状があれば、心不全状態が悪化しつつあり、急激な症状の悪化をきたす可能性があるため、こういう場合にも救急車を呼ぶことが大事である。

大動脈解離は、ほとんどの場合、何の前触れもなく、突然、胸や背中の激痛とともに起こる。胸部大動脈瘤では、胸部や背部の痛み、嗄声《させい》、血痰や息苦しさ、食物が飲み込みにくい、といった症状が現われる場合がある。腹部大動脈瘤の破裂が差し迫った場合は、腹痛や腰痛が起こることがある。瞬間的な痛みではなく、持続する強い痛みであることが多い。とにかく、突然の胸や背中の激痛を起こす病気で、様子を見ても大丈夫と言える病気はない。一刻も早く救急車を呼んで医療機関を受診し、治療を受ける必要がある。

コラム

診療ガイドラインとは

診療ガイドラインとは、疾患に関連した課題に対して、エビデンス（科学的根拠）などに基づいて最適と考えられる治療法等を提示する文書である。

ここでのエビデンスとは、日本語にすると「証拠」あるいは「根拠」となり、過去の疾患に対する治療についての試験や調査などの研究結果から導かれた、科学的な裏付けを意味する。たとえば、ある治療法や治療薬に効果があるかどうかを研究し、得られた結果を、その効果に関するエビデンスと言う。

一方で、すべての試験や調査が偏りなく、完璧なエビデンスを導き出せる訳ではない。診療ガイドラインを作成する際には、以前の研究から得られたエビデンスがどの程度信頼出来るものなのかをよく検討することが必要となる。

これは、患者さんと医療者を支援する目的で作成されており、臨床現場における意思決定の際に、判断材料の一つとして利用することが出来る。ただし、診療ガイドラインは、医療者それぞれの臨床経験を否定するものではなく、またガイドラインに示されるのは一般的な診療方法であるので、必ずしも個々の患者さんの状況に当てはまるとは限らない。結局のところ、臨床現場においての最終的な判断は、患者さんと主治医が協働して行うこととなることは言うまでもない。

高血圧については、日本の医師は、日本高血圧学会が作成している「高血圧治療ガイドライン」、米国、欧州で作成されているガイドラインを参照することが多い。それぞれ五年から六年ごとに定期的に作成、更新されている。これらの最近のガイドラインにおいては、高血圧と診断する基準値としては一四〇／九〇㎜Hg（米国では一三〇／八〇㎜Hg）とされており、診察室外での血圧測定の重要性が示されている。

いわゆる「血圧高め」をすべて「高血圧」とすることには色々な議論があるが、高めを放置することが問題であるのは明らかである。こうした血圧高めの方においては、まずはライフスタイルの改善から開始することが治療の第一歩である。

注1　ウィリアム・オスラー博士　一八四九年、カナダ生まれの医学者。マギル大学、ペンシルベニア大学、ジョンズ・ホプキンス大学、オックスフォード大学の教授を務め、医学の発展に多大な貢献をした。

注2　心筋リモデリング　心疾患の発症の後、病気が進行するとともに、恒常性を保つために左心室の拡大・収縮力の低下・心筋の線維化などの心臓の構造の変化が起こる。この変化を心筋リモデリングと呼ぶ。この心筋リモデリングは、生命予後に関係があり、これを抑制することが予後の改善に影響することが知られている。

注3　冠動脈内皮障害　動脈硬化が進展する過程の初期から、血管の最も内側にある血管内皮細胞の機能異常（内皮機能障害）が起きることが知られている。こうした血管内皮機能の変化は、将来の心血管疾患発症予測にも有用であることが知られている。

注4　プラセボ対照ランダム化比較試験　薬の有効性・安全性を出来るだけ科学的に調べるための手法。被験者群をA群とB群に二分し、一方の群には被験薬を、もう一方には対照薬（プラセボなど）を投与して比較し、どちらのグループにどちらの薬を投与しているかを、医師、患者、スタッフが誰も知らない状態で行う試験。

注5　心血管イベント抑制　「心筋梗塞」、「狭心症の悪化による入院」などの転機を減らすこと。

注6　レニン・アンジオテンシン系阻害薬　血圧をコントロールする、レニン・アンジオテンシン・アルドステロンの経路を阻害して血圧を下げる薬剤。アンジオテンシン変換酵素阻害薬やアンジオテンシン受容体拮抗薬などをいう。

注7　推算糸球体濾過量（eGFR）　腎臓がどれくらいの老廃物を尿へ排泄する能力があるかを示す数字。この値が低いほど腎臓の働きが悪いことになる。

注8　β遮断薬　交感神経のアドレナリン受容体の中で、β受容体を遮断する作用を示す薬剤。β遮断薬、βブロッカーとも呼ばれる。降圧薬だけでなく、労作性狭心症患者の狭心症状予防、不整脈、心不全患者の心機能改善や突然死などの循環器疾患に対して用いられる。

注9　マルファン症候群　遺伝子異常によって結合組織がもろくなり、骨格の症状（高身長・細く長い指・背骨が曲がる・胸の変形など）、眼の症状（水晶体〈レンズ〉がずれる・強い近視など）、心臓血管の症状（動脈がこぶのようにふくらみ裂ける・心臓の弁がうまく閉じないなど）等を起こす病気。

注10　エーラス・ダンロス症候群　結合組織の生産を制御する複数の遺伝子の一つに異常があるために、関節が過度に柔軟である、皮膚が異常に伸びる、組織がもろいといった症状がみられる病気。

注11　二尖大動脈弁　大動脈弁の弁尖が正常は三枚あるが、二枚しかない状態のこと。

注12　超音波プローブ　超音波機器の中で、超音波が出て患者さんに当てる部分をプローブ(probe)と言う。プローブから出た超音波が患者さんの身体の中で跳ね返り、その跳ね返ってきたものを解析する。

注13　カテーテルアブレーション治療　カテーテル先端から高周波電流などを流して心臓の組織を焼灼《しょうしゃく》することで、不整脈を治療する方法。

注14　経静脈的線溶療法　脳梗塞の血栓を薬によって溶かす治療。遺伝子組み換え組織型プラスミノゲン・アクチベータが用いられる。

注15　経動脈的血行再建療法　脳梗塞の血栓を直接除去する治療。細い管（カテーテル）を血管の中に挿入し、詰まった脳血管を再開通させる。

参考文献

［1］Ueshima H:*Explanation for the Japanese paradox: prevention of increase in coronary heart disease and reduction in stroke*. J Atheroscler Thromb. 14: 278-86.2007.

[2] Imano H, et al.:*Trends for blood pressure and its contribution to stroke incidence in the middle-aged Japanese population: the Circulatory Risk in Communities Study (CIRCS)*. Stroke. 40: 1571-7.2009.

[3] Fujiyoshi A, et al.:*Blood pressure categories and long-term risk of cardiovascular disease according to age group in Japanese men and women*. Hypertens Res. 35: 947-53.2012.

[4] Kitamura A, et al.:*Impact of Hypertension and Subclinical Organ Damage on the Incidence of Cardiovascular Disease Among Japanese Residents at the Population and Individual Levels - The Circulatory Risk in Communities Study (CIRCS)*. Circ J. 81: 1022-8.2017.

[5] Kinoshita T, et al.:*Assessment of lacunar hemorrhage associated with hypertensive stroke by echo-planar gradient-echo T2*-weighted MRI*. Stroke. 31: 1646-50.2000.

[6] Kobayashi S, et al.:*Subcortical silent brain infarction as a risk factor for clinical stroke*. Stroke. 28: 1932-9.1997.

[7] Levy D, et al.:*Prognostic implications of echocardiographically determined left ventricular mass in the Framingham Heart Study*. N Engl J Med. 322: 1561-6.1990.

[8] Soliman EZ, et al.:*Effect of Intensive Blood Pressure Lowering on Left Ventricular Hypertrophy in Patients With Hypertension: SPRINT (Systolic Blood Pressure Intervention Trial)*. Circulation. 136: 440-50.2017.

[9] Wachtell K, et al.:*Regression of electrocardiographic left ventricular hypertrophy during antihypertensive therapy and reduction in sudden cardiac death: the LIFE Study*. Circulation. 116: 700-5.2007.

[10] Turnbull F, et al.:*Effects of different blood-pressure-lowering regimens on major cardiovascular events: results of prospectively-designed overviews of randomised trials*. Lancet. 362: 1527-35.2003.

[11] Nissen SE, et al.:*Effect of antihypertensive agents on cardiovascular events in patients with coronary disease and normal blood pressure: the CAMELOT study: a randomized controlled trial*. JAMA. 292: 2217-25.2004.

[12] Kober L, et al.:*A clinical trial of the angiotensin-converting-enzyme inhibitor trandolapril in patients with left ventricular dysfunction after myocardial infarction. Trandolapril Cardiac Evaluation (TRACE) Study Group*. N Engl J Med. 333: 1670-6.1995.

［13］ Klag MJ, et al.:*Blood pressure and end-stage renal disease in men*. N Engl J Med. 334: 13-8.1996.

［14］ Genoni M, et al.:*Chronic beta-blocker therapy improves outcome and reduces treatment costs in chronic type B aortic dissection*. Eur J Cardiothorac Surg. 19: 606-10.2001.

［15］ Ashton HA, et al.:*The Multicentre Aneurysm Screening Study (MASS) into the effect of abdominal aortic aneurysm screening on mortality in men: a randomised controlled trial*. Lancet. 360: 1531-9.2002.

［16］ Verhoeven EL, et al.:*Mortality of ruptured abdominal aortic aneurysm treated with open or endovascular repair*. J Vasc Surg. 48: 1396-400.2008.

［17］ Norgren L, et al.:*Inter-Society Consensus for the Management of Peripheral Arterial Disease (TASC II)*. J Vasc Surg. 45 Suppl S: S5-67.2007.

第五章

治療薬について

――主治医と相談しながら――

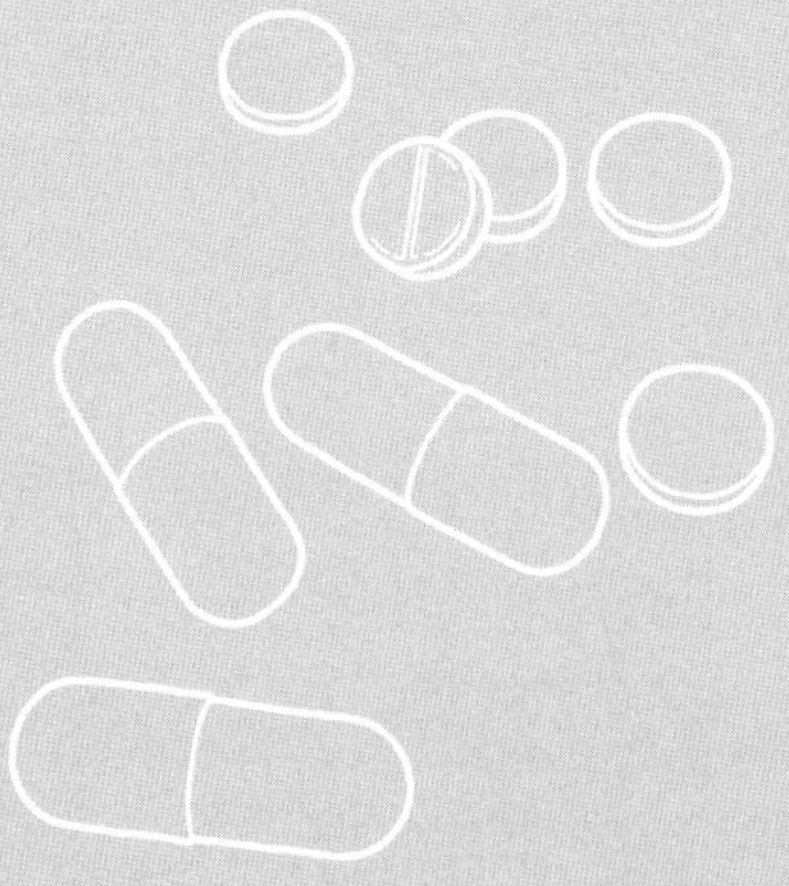

高血圧の治療はどのように進む？

非常に血圧が高い方や、脳心血管疾患リスクの高い方の場合、すぐに薬物療法が開始されることもあるが、多くの場合、まずは生活習慣を改め、薬物療法で様子を見て、それでも効果が認められない場合に降圧薬を服用することになる。高血圧治療の目標は、そもそも高血圧を招くような生活習慣を是正し、血圧を下げて脳心血管疾患を予防することにある。

生活習慣の是正では、まずは減塩が大事である。塩分摂取量を段階的に下げて、一日六グラムを目指す。同時に高血圧の原因となるストレスを解消するとともに、運動の習慣をつけて肥満を減らす。

肥満は、多くの国で有病率が増加している。WHOの報告では、過去三十年間で、成人における肥満の有病率は世界的に見てほぼ三倍となり、一方、小児及び青年における有病率は四パーセントから一八パーセントへと四倍以上に増加したとされる。そして二百三十万人を集めた五十七種類の「前向きコホート研究（ある時点から未来に向けてデータを収集する）」のメタアナリシス（複数の研究の結果を統合し、より高い見地から分析すること。メタ解析）では、肥満度、ウエスト周囲径、ウエスト対身長比などの様々な肥満指数が増加すると、高血圧の発症リスクが一から二倍上昇することが報告されている［1］。

特に栄養及び、運動不足に関連した早期からの体重増加及び成人期の体重増加は、高血圧発症の重要な危険因子である［2］。それに対して、過体重の高血圧患者に対して減量食を用いると、緩やかな体重減少（平均四キログラム）をもたらし、収縮期血圧が四・五㎜Hg、拡張期血圧が三・二㎜Hg減少したとの報告がある［3］。さらに、「ランダム化比較試験」のメタアナリシスでは、体重減少一キログラムあたり平均一㎜Hgの収縮期血圧と拡張期血圧の低下が報告されている［4］。特に、肥満手術による体重減少が心血管疾患に関連する死亡率と罹患率を減少させたことは、肥満のこれらの疾患に対する悪影響を明確に示している［5］。

また、体重減少による血圧低下効果は、交感神経系の活動の低下とインスリンに対する感受性の改善［6］の結果である可能性が高く、塩分制限とは無関係に起こるため、減塩と同時に肥満を減らすことは、高血圧の改善に大きな効果をあげる。繰り返しになるが、生活習慣の改善で血圧をコントロール出来れば、薬物療法は不要である。

降圧薬は一生飲み続けないといけない?

「お薬は、飲み始めると、一生飲み続けなければいけませんか」と言う質問をよく受ける。高血圧を治療する目的は、良い血圧を維持する(心筋梗塞や脳卒中を予防する)ことなので、必要性に合わせて降圧薬を飲み続ける必要がある。ただ前項のように、減塩や肥満を減らすことなどによって降圧薬が中止出来る場合もあるし、中止出来なくても薬の数を減らせる場合もある。その一方で、年齢とともに血圧が上昇することがわかっているので、徐々に降圧薬の数が増えることが多いのも事実である。

降圧薬にも様々な種類があるので、どの時期に、どのような薬をどれくらいというのはまさにケースバイケースである。大事なのは、自己判断で薬を減量・中止しないことである。減量・中止で血圧の急激な上昇や合併症の悪化を招き、命に関わることもあるため、必ず医師の指示に従うことが必要である。

降圧薬の治療はどのように進む?

降圧薬を使うことになると、最初は少量から内服を始める。治療開始後は家庭血圧の記録が重要となる。特に、血管が硬くなった高齢者では血圧が下がり過ぎたり、変動が大きくなり過ぎたりすることがあるので、血圧の記録を見ながら注意深く経過を観察することが重要である。

副作用がなく、二か月から三か月良好に血圧がコントロール出来ていれば、そのまま服用を続けることになるが、不十分であれば、量や回数を増加させたり、薬の種類を変更したりすることになる。変更後はまた二か月から三か月後に効果をみて、その結果で再度薬剤の調節を行う。

以上のように、経過をみながら降圧薬の量や種類、回数、組み合わせを調整していけば、九割以上の人に良好な効果があることが知られている。

降圧薬の種類について

降圧薬には作用ごとに分けると、以下の三つの種類がある（表5－1）。

一つ目は血管を広げて血圧を下げる薬（血管拡張薬）。

二つ目は水分の排泄を促して血圧を下げる薬（利尿薬）。

三つ目は心拍出量を下げて血圧を下げる薬（β遮断薬）である。

表5-1　降圧薬の作用機序と降圧薬の種類

降圧薬の作用機序	降圧薬の種類
血管を広げて血圧を下げる	血管拡張薬（カルシウム拮抗薬、アンジオテンシン変換酵素阻害薬〈ACE阻害薬〉、アンジオテンシンⅡ受容体拮抗薬〈ARB〉、α遮断薬）
水分の排泄を促して血圧を下げる	利尿薬
心拍出量を下げて血圧を下げる	β遮断薬

服薬の時間帯に不安・疑問がある場合、主治医と相談することが肝要である。

血管を広げる薬剤としては、カルシウム拮抗薬、アンジオテンシン変換酵素阻害薬（ACE阻害薬）、アンジオテンシンⅡ受容体拮抗薬（ARB）、さらにα遮断薬がある。

カルシウム拮抗薬は、長時間作用する薬剤であり、効果に個人差が少ないために、高血圧の薬物療法で第一に選択されることが多い。具体的には、血管の平滑筋細胞の中にあるカルシウムチャネルを阻害し、カルシウムイオン（注1）の流入を抑制する。このことが、血管の収縮を防いで血圧上昇を抑える。注意点として、グレープフルーツやハッサクなどに含まれる成分が、カルシウム拮抗の代謝酵素を阻害する働きがあるため、同時に摂取すると薬の代謝が阻害されて、薬の効果が必要以上に強く出てしまう可能性がある。

ACE阻害薬、ARBはレニン・アンジオテンシン系の各段階に作用して高血圧を防ぐもので、心臓病、糖尿病、腎臓病などの合併症のある人に用いられることが多い。

α遮断薬は、ノルアドレナリン（注2）が血管にあるα受容体に取り込まれるのを防ぎ、末梢血管の収縮を防いで血圧を下げる薬剤である。副作用は少ないが、初めて使用する際に立ち眩みやめまい、動悸などが起こることがある。

カルシウム拮抗薬とARBの併用により降圧効果が増大するために、カルシウム拮抗薬とARBを組み合わせて処方されることが多い。

利尿薬は、水分の排泄を促すことで血液中の水分量を減少させ、血圧を下げる。また、むくみや浮腫も改善することがある。サイアザイド系利尿薬（注3）は、遠位尿細管（注4）で作用する利尿薬の一種で、高血圧や浮腫を引き起こす疾患の治療に使用する。大規模な臨床試験によって他の降圧薬との併用による効果の増強が示されたことから、最近では高血圧治療において重要な薬剤となっている。尿とともにナトリウムも排泄されるので、高齢者や慢性腎臓病、糖尿病の方などに使用されることが多い。ただ、電解質異常（注5）や尿酸値の上昇を起こすことがあるため、異常があればすぐに医師に相談することが大事である。

β遮断薬は、心臓のβ受容体に作用し、心臓の心拍出量を抑制することで血圧を下げる薬である。心拍数、収縮機能が抑制されることで心臓の負担が軽減され、血圧が下がる。特に、高血圧とともに、頻脈性不整脈、虚血性心疾患（心筋梗塞や狭心症など）、心不全などが合併している場合に使用される。

狭心症があるのですが……

狭心症の原因には、動脈硬化による冠動脈の狭窄と、冠動脈が強く収縮することによる冠攣縮性狭心症《かんれんしゅくせいきょうしんしょう》がある。我が国では冠攣縮が関与する狭心症の頻度が高く、また両者の合併も少なくない。動脈硬化による冠動脈の狭窄で、労作時に生じる狭心症には、β遮断薬とカルシウム拮抗薬が用いられる。冠攣縮の関与が考えられる安静時、あるいは安静時及び労作時に生じる狭心症ではカルシウム拮抗薬が第一選択薬となる。

また、心肥大や心不全予防のためには、ＡＣＥ阻害薬やＡＲＢも適している。

糖尿病があるのですが……

糖尿病と高血圧はいずれも大血管障害の重要な危険因子であり、それらが合併すると、脳血管障害や冠動脈疾患の発症率が大きく増加することが知られている［7］。したがって、糖尿病合併高血圧患者においては、生活習慣の改善に加えて、適切な血糖管理と厳格な血圧管理が重要となる。そのため、糖尿病合併高血圧の降圧目標は、診察室血圧で一三〇／八〇㎜Hg未満、家庭血圧で一二五／七五㎜Hg未満となる。

糖尿病合併高血圧に対する薬物療法では、個々の降圧薬のインスリン感受性（注6）、糖代謝や脂質代謝に対する影響について考慮する必要がある。

利尿薬とβ遮断薬はインスリン感受性を低下させ、中性脂肪を上昇させると報告されている。またβ遮断薬は低血糖症状（注7）を自覚しにくくする作用があり、これらの薬剤は血糖コントロールに不利な作用がある。一方、ACE阻害薬、ARB、カルシウム拮抗薬には、インスリン感受性を改善し、脂質代謝に影響を及ぼさない。これらの薬剤の中では、糖尿病新規発症抑制からみると、ACE阻害薬とARBはカルシウム拮抗薬より優れている［8］。

飲み忘れが多いのはどうすればよい？

最近は、一日一回服用すればよい長時間作用型の薬剤が増加してきた。また、複数の種類の薬剤が一つになった合剤も利用出来る。こうした薬剤が登場してきた背景には薬の飲み忘れが多いことがある。

一日のうちに何回も服用しないといけないと、どうしても飲み忘れが生じるが、飲み忘れを防ぐ工夫として、以下の工夫が挙げられる。

①血圧手帳、カレンダーなどに服薬した印を付ける。
②スマートフォンなどのアプリを使う。
③朝、昼、晩の分を分けて入れられる一週間用の携帯容器や、一か月分入れられるウォールポケット（壁にかけて使う小物入れ）を利用する。
④余分の薬剤を持つようにする。

薬剤ごとに作用時間や効果が違うので、飲み忘れた際の対処法を予め主治医に確認することも大事である。

副作用について

一般的に、副作用とは、目的としている効果以外に出る症状のことを言う。降圧薬については、血圧を下げる以外に現われる良くない効果のことである。自覚出来る副作用としては、以下がある。

- 空咳：ＡＣＥ阻害薬
- 手足のむくみ：カルシウム拮抗薬
- 便秘：カルシウム拮抗薬
- 歯茎の腫れ：カルシウム拮抗薬
- 光線過敏症：利尿薬
- 尿酸値の上昇：利尿薬
- 立ち眩み：カルシウム拮抗薬、α遮断薬

しかしながら、これらの症状は降圧薬の服用以外でも生じることがあるため、疑わしい症状があれば、勝手に判断せずに主治医に相談することが大事である。また、採血や尿検

査をしないとわからないような副作用もありうるので、定期的な検査を受けることが必要である。

治療アプリ

近年、デジタル技術の進歩を背景にいわゆる「治療アプリ」が、欧米を中心に実用化が進んでいる。治療アプリとは、疾患の治療の目的で、スマートフォンなどのプログラムを通じて、治療的介入を患者に提供するもので、厳格な臨床試験の結果をもとに実施されている。治療アプリによる介入は、患者個々に最適な生活習慣の管理や重症化予防等への効果があると期待される。

実際に、株式会社ＣｕｒｅＡｐｐ（キュア・アップ／「治療アプリ」を製造販売する医療機器メーカー）が開発した「ＣｕｒｅＡｐｐ ＨＴ 高血圧治療補助アプリ」が令和四年に保険適用された。これは、本態性高血圧（注８）患者に対して、減塩、減量、運動、節酒、睡眠、ストレス管理といった生活習慣の修正を促し、医師の治療を補助することを目的とするプログラムである。患者が用いる患者用アプリケーションと、医師が用いる医師用アプリケーションから構成され、患者は家庭血圧とともに日常行動の状況を入力し、医師は診療時にそれを見たうえで適切なアドバイスを行う。こうして、高血圧治療に必要な降圧目標の設定、生活改善とその習慣化を患者と医師が共有しながら、治療を進められることが特長である。国内での臨床試験においては、生活習慣の修正が適応となる降圧薬を内服していない二十歳以上六十五歳以下の高血圧患者を対象に、このアプリを用いて生活習慣修正指導及び家庭血圧測定を厳格に行うことによる降圧効果を検討したところ、十二週間後の収縮期血圧値が有意に低いという結果が得られた［9］。今後、このアプリの利用が進むと考えられる。

コラム

役に立たないことが役に立つ

基礎医学を研究している基礎研究者の生き方はとても魅力的である。

それは真理を探究する生き方だからである。自分で研究テーマを決めて、自分の責任において、自分が面白いと思うことを自由に追求出来る数少ない職業の一つだ。しかし、基礎研究者に対して、日本では「何の役に立つのですか」とすぐに聞いてしまう風潮がある。文学や音楽、美術などについては、「何の役に立つのですか」と聞く人はいないだろう。しかし「基礎研究」に対しては内容がわからないということと、社会全体に余裕がないために「役に立たない」を許容出来なくなっている。

素粒子「ニュートリノ」を捕らえてノーベル賞を受賞された小柴昌俊さんの逸話は有名である。取材していた新聞記者が、「ニュートリノ研究は何の役に立つのですか」と質問して、「役に立たないし、儲かりもしないよ」と小柴さんが言ったそうだ。実際には、もちろん役に立たない訳はなく、宇宙がどう出来ているのか？　星の一生はどうなっているのか？　という壮大な疑問に答えることが出来るテーマなのである。

当時の小柴さんの真意は不明であるが、役に立つか立たないかで分類しようとする記者の乱暴さに不快感を覚えたのかもしれない。一見役に立たないように見えることでも、大きな飛躍を生んだ好例はいくつもある。

現在、分子標的薬や免疫チェックポイント阻害剤など画期的な抗がん剤が次々と開発されて、がんで亡くなる患者が激減している。この研究の始まりはT細胞の細胞死誘導時に発現が増強される遺伝子として一九九二年に本庶《ほんじょ》佑《たすく》研究室で見付けられた

PD－1（Programmed cell death 1）であるが、その機能は長い間不明であった。しかしPD－1欠損マウスで自己免疫が発症することから研究が進展し、その後、PD－1抗体を用いた「がん免疫治療法」へと展開していく。

また、二〇二〇年から一挙に世界を巻き込んだコロナ禍でも、感染がわかってから一年でワクチンが作られた。これは、メッセンジャーRNAからタンパクが作れるはずとの信念をもって研究を続けたハンガリーの生化学者、カタリン・カリコ博士らの研究者がいたからだ。

「役に立つ」かどうかでがんじがらめにせず、若い世代に基礎研究の楽しさや素晴らしさを伝えるようにしないと、日本の基礎研究力は低下し、次の研究を始めるための人材が枯渇する。私は、より役立つことを求められる「臨床寄りの研究」を行っているが、「役に立たない研究」についてのお話を聞くことはとてもワクワクするし、楽しい。

さらに、先人の基礎研究者の方々は「その折々にベストを尽くすこと」、「変わった友だちを持つこと」、「失敗することを恐れないこと」の大切さを説かれているが、これは決して基礎研究者に限ったことではなく、社会に広くあてはまることだと思う。

注1　カルシウムイオン　カルシウムイオンは様々な細胞機能を調節する細胞内分子。

注2　ノルアドレナリン　交感神経の情報伝達物質として働いたり、副腎髄質からホルモンとして放出されたりする物質で、血管を収縮させ、血圧を上昇させる働きがある。

注3　サイアザイド系利尿薬　尿細管（主に遠位尿細管）でのナトリウムイオンや水分の再吸収を抑えることで、尿としてナトリウムイオンや水分を体外へ排泄する作用を持つ。この薬剤により体内の過剰な水分が排泄されることで、血圧やむくみの改善が期待出来る。

注4　遠位尿細管　尿細管とは、糸球体（血液中の老廃物や塩分を「濾過《ろか》」し、尿として身体の外に排出する構造を持つ組織）と腎盂《じんう》を繋ぐ管。曲がった形状で、たくさんの毛細血管が取り巻いているのが特徴である。そのうち、糸球体に近い場所にある管を近位尿細管、遠い場所にある管を遠位尿細管という。

注5　電解質異常　体内で重要な電解質としては、ナトリウム、カリウム、塩素、カルシウム、マグネシウム、リン、重炭酸があるが、それらの濃度が異常になることをいう。

注6　インスリン感受性　体内で産生されるインスリンは血糖を低下させる唯一のホルモンである。インスリンが正常に血糖低下作用を発揮する状態を「インスリン感受性がある」と言う。一方、様々な原因でインスリンによる血糖低下作用が減弱することを「インスリン抵抗性」と呼ぶ。

注7　低血糖症状　血糖値が下がると、空腹、発汗、ふるえ、疲労、脱力感、思考力の低下といった症状が生じる。さらに重度の低血糖では、錯乱、けいれん発作、昏睡などの症状がみられる。

注8　本態性高血圧　本態性高血圧は、血圧が上がるような基礎疾患などの原因が特定出来ない高血圧を指す。本態性高血圧となる要因としては、遺伝・生活習慣など様々なものが挙げられる。

参考文献

［1］ Jayedi A, et al.:*Body mass index, abdominal adiposity, weight gain and risk of developing hypertension: a systematic review and dose-response meta-analysis of more than 2.3 million participants*. Obes Rev. 19: 654-67.2018.

［2］ Cheema KM, et al.:*Long-term trends in the epidemiology of cardiovascular diseases in the UK: insights from the British Heart Foundation statistical compendium*. Cardiovasc Res. 118: 2267-80.2022.

［3］ Semlitsch T, et al.:*Long-term effects of weight-reducing diets in people with hypertension*. Cochrane Database Syst Rev. 2: CD008274.2021.

[4] Neter JE, et al.:*Influence of weight reduction on blood pressure: a meta-analysis of randomized controlled trials*. Hypertension. 42: 878-84.2003.

[5] Doumouras AG, et al.:*Bariatric Surgery and Cardiovascular Outcomes in Patients With Obesity and Cardiovascular Disease:: A Population-Based Retrospective Cohort Study*. Circulation. 143: 1468-80.2021.

[6] Biaggioni I:*Should we target the sympathetic nervous system in the treatment of obesity-associated hypertension?* Hypertension. 51: 168-71.2008.

[7] *Role of cardiovascular risk factors in prevention and treatment of macrovascular disease in diabetes. American Diabetes Association*. Diabetes Care. 12: 573-9.1989.

[8] Julius S, et al.:*Outcomes in hypertensive patients at high cardiovascular risk treated with regimens based on valsartan or amlodipine: the VALUE randomised trial*. Lancet. 363: 2022-31.2004.

[9] Kario K, et al.:*Efficacy of a digital therapeutics system in the management of essential hypertension: the HERB-DH1 pivotal trial*. Eur Heart J. 42: 4111-22.2021.

第六章

生活習慣

―― 社会全体に対する健康増進の対策 ――

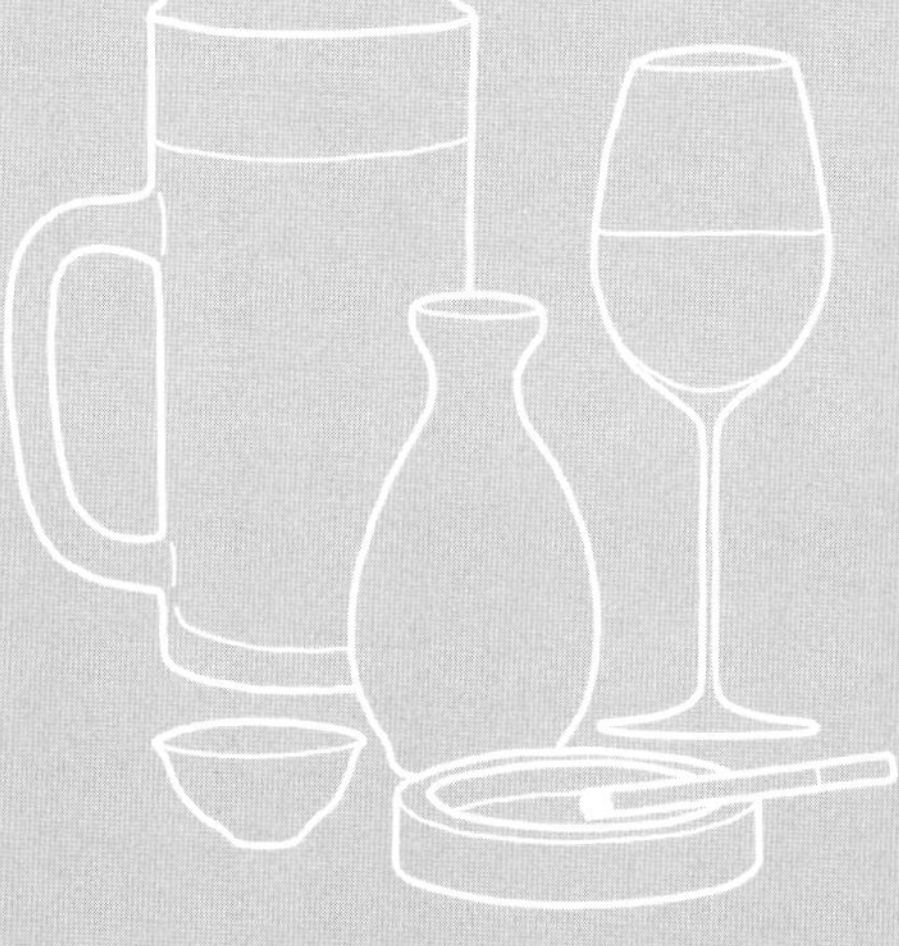

生活習慣の改善で血圧は下がる？

他の章でも書いたが、降圧治療には、生活習慣の修正を含む非薬物療法（注1）と薬物療法がある。生活習慣の改善には、減塩を中心とした食事の改善、運動やアルコール制限、肥満の改善などがあり、高血圧者に限らず、正常血圧者以外のすべての人にとって大事である。

もちろん、こうした生活習慣の改善・修正は、非薬物療法の方はもちろん薬物療法を受けている方にとっても有用であるため、薬物治療とともに繰り返し見直す必要がある。さらに、こうした生活習慣の修正は社会全体に対する健康増進の対策としても実施される必要がある。

体重はどの程度を目指せばよいか

わが国では、肥満度を表わすボディマス指数・ＢＭＩ（Body Mass Index／注2）が二五以上であると肥満とみなされる。

厚生労働省の「令和四年（二〇二二）国民健康・栄養調査」の結果からは、肥満者の割合は男性三一・七パーセント、女性二一・〇パーセントであり、この十年間でみると、女性では有意な増減はみられないのに対し、男性では有意に増加している。一方、やせの者（ＢＭＩが一八・五以下）の割合は男性四・三パーセント、女性一一・三パーセントであり、この十年間でみると、男女とも有意な増減はみられない。また、二十歳代女性のやせの者の割合は一九・一パーセントである。

肥満と高血圧発症については多くの国内外の研究によって因果関係が示されている。ＮＩＰＰＯＮ ＤＡＴＡ（厚生労働省科学研究費補助金循環器疾患・糖尿病等生活習慣病対策総合研究事業）からの報告では、一九八〇年から二〇一〇年の三十年間に高血圧に対する肥満の寄与度は、男性で一一パーセントから二七パーセントに増加し、女性でも一九パーセントから二六パーセントに増加しているとされる。つまり、メタボリックシンドロームの増加が認められており、肥満の改善が重要である。

一方、減量の降圧効果も明らかであり、メタアナリシスにおいて、体重一・〇キログラムの減少につき、収縮期血圧は約一・〇㎜Hg、拡張期血圧は約〇・九㎜Hg低下すると推定されている［1］。日本人肥満者を対象とした研究でも三パーセント以上の減量で有意な降圧が得られることが示されている［2］。

したがって、体重については、肥満者はＢＭＩ二五未満を目指して減量し、非肥満者は自身のＢＭＩのレベルを維持すべきである。

一方、メタボリックシンドロームの構成因子である内臓脂肪量の管理も重要である。内臓脂肪量が増えると交感神経が活性化し、また体液量が増加するために血圧が上昇することが、多くの研究により示されている［3］。

ストレス

五千六百九十六人のデータのメタ解析によると、心理社会的ストレスは高血圧のリスク上昇と関連しており、高血圧患者は正常血圧患者と比較して心理社会的ストレスの発生率が高かったとされた［4］。したがって、慢性的な心理社会的ストレスは高血圧の危険因子である可能性がある。

こうしたストレス管理においては、瞑想やヨガの有効性を示した報告もある。

お酒の量

飲酒の習慣は、血圧上昇の原因となり、飲酒を減らせば血圧が下がることがわかっている［5］。さらに、大量の飲酒は、脳卒中や心房細動、アルコール性心筋症や夜間睡眠時無呼吸などを引き起こし、がんの原因にもなる［6］。

高血圧の管理においては、エタノールで男性は二〇～三〇ミリリットル（日本酒一合、ビール中瓶一本、焼酎半合、ウィスキーダブル一杯、ワイン二杯に相当）以下、女性はその約半分以下の一〇～二〇ミリリットルに制限することが、高血圧治療ガイドラインによって勧められている。

禁煙について

喫煙が脳心血管病のリスクであることは確立している。一本の紙巻き煙草の喫煙で、十五分以上持続する血圧上昇も示されている。これは交感神経の亢進、酸化ストレスの増加、血管収縮のためとされ、慢性的には動脈硬化が進展するとされる。

喫煙の影響は周囲にも及ぶ。受動喫煙が高血圧症のリスク要因となり得ることが示され、受動喫煙の頻度や時間を減らすことは、高血圧症の予防に有効である可能性があるとの報告がある［7］。

紙巻き煙草の代替品として、加熱式煙草・ＨＴＰ（heated tobacco products／注3）が登場したが、「煙草製品使用」と高血圧症との関連性を調査したところ、非喫煙者と比較すると、紙巻煙草を専ら吸う喫煙者とＨＴＰを専ら使用する使用者では、ともに高血圧症のリスクが高いという結果であった。また、併用使用者においても高血圧リスクの増加が示唆された。つまりＨＴＰは、高血圧予防において従来の紙巻煙草の代替品として害が少ないとみなすべきではない〔8〕。

また、映画における喫煙の描写は、横断的研究において青年期の喫煙開始と関連していることが報告され、映画における喫煙の描写が喫煙開始を予測するかどうかを確かめるために、前向きコホート研究がニューイングランド地域で実施された〔9〕。具体的には、喫煙を試みたことがない十歳から十四歳の三千五百四十七人の青年を対象に、映画における喫煙の影響が評価された。

その結果、映画での喫煙への曝露が最も高い群では、一七パーセントの生徒が喫煙を開始していたが、最も低い群では三パーセント（二十二人）のみであった。したがって、喫煙開始の五二・二パーセントが映画での喫煙への曝露に起因すると考えられる。さらにこの結果が米国全体にあてはまるかどうかが検証されたが、この調査においても、映画における喫煙は、米国の青年における喫煙開始のリスク因子であるとされた〔10〕。こうした結果から、映画やＴＶ、さらにはＣＭでの煙草の広告の規制が世界的に進んでいる。

前向きコホート研究は患者を選択することによる偏りを生じさせにくいが、多大の時間とコストが必要となる。

入浴で気を付けること

冬になると血圧が高くなることが知られている。環境温度と血圧の関係を、高血圧患者千八百三十一人を対象に三年間追跡した研究がある。その結果、血圧は周囲温度と逆相関を示した。そして特に男性、痩せ型の人、飲酒家にとってその影響が大きいとされた[11]。そのため高血圧患者は暖房に配慮すべきであり、とくに気温の下がりやすい脱衣所やトイレの暖房に注意が必要である。

入浴習慣については、温度や入浴時間、回数などが国によって大きく異なるため、海外との比較は困難である。日本の温泉地での研究では、夜間の温泉入浴が、高齢者の血圧低下と有意な関連性があることが示されている[12]。

睡眠障害

睡眠障害の健康への影響に関しては、いくつかの疫学研究で示されている。米国の研究において、睡眠時間が短い慢性不眠症患者では、六時間以上眠る正常な睡眠者と比較すると、新たに高血圧を発症するリスクが高いことが報告された〔13〕。

睡眠障害は交感神経系の活性を亢進し、代謝や日内変動の変化、炎症を起こして、長期的に高血圧、脂質異常症、心血管疾患、糖尿病を発症させると説明されている。

睡眠障害が明らかな場合には、高血圧のコントロールに睡眠導入剤（注4）が効果がある場合もあるため、医師に相談することが大事である。

コラム

パン・麺類の食塩を考える

二〇二三年の一年間の家計調査の結果が発表され、パンの消費額で神戸市が全国一位となったほか、和歌山市が二位、大津市が三位となり、関西勢がトップスリーを独占する形となった。一位の神戸市が四万一千百八十三円で、京都市が三万八千六百五十四円なので、京都市もパンの消費額が多い。

日本食品成分表（二〇二〇年版）から計算すると、通常我々が食べている食パンには六枚切りで一枚で約〇・七グラム、五枚切りで約〇・九から一・〇グラムの塩分が含まれている。食塩はパンを膨らますために必要であり、賞味期限をある程度確保するためにも欠かせない。塩分が無いとふっくらしたパンが出来ず、中身がぎっしり詰まった重たいパンになってしまう。

硬めのパンで思い出されるのは、米国留学中に良く食べた酸味の強い酸っぱめのSourdough Bread（サワードウブレッド）である。これはその名の通りSour＝酸味、Dough＝パン生地、Bread＝パンであり、独特な風味があるために、好き嫌いが分かれるのではないだろうか。小麦やライ麦の皮に付着している酵母と空気中に含まれる乳酸菌で作るのがオリジナルで、古代エジプトで始まり、それがヨーロッパで広まったということであるが、米国西海岸ではよく見かける。サワードウそのものは、塩分は少なめに感じられるが、このパンをくりぬいてクラムチャウダーを入れて（クラムチャウダーボールブレッド）販売されていることが多いため、結局は結構塩分を摂ることになってしまう。

パンと一緒に食べる食材を工夫することによって、「パン食」の塩分量をコントロールすることが必要となるだろう。

また、多くの人は「麺類は塩分が高い」と認識している。しかし、麺類は、麺とスープが合わさった料理であり、塩分が高いのはスープである。そのため、まず第一歩としてスープを全部飲まないということを心がけたい。どれくらいの塩分量が含まれているのかは、スープの種類により異なるが、例えばインスタントラーメンであれば、食品表示から食塩相当量を確認することが出来る。

インスタントラーメンを作る時は、スープを少なめにして、代わりに、もやしなどの野菜をトッピングすることで、食感がプラスされておいしく食べることが出来る。野菜を入れることで、ビタミンやミネラル、食物繊維の補給にもなる。

また外食ではなかなか塩分量が推測しにくいので、出来るだけスープを残す習慣をつけること。これらは「塩分摂取量」を考えるうえで当たり前のことだが、あまり実行されていないように思う。

注１　非薬物療法　非薬物療法には、減塩、運動、アルコール制限、肥満の改善などの生活習慣の修正のみならず、睡眠時無呼吸症候群に対する持続陽圧呼吸や、二次性高血圧に対する腎動脈形成術や副腎腫瘍摘出術なども含まれる。

注２　ＢＭＩ　ボディマス指数は、体重と身長の関係から算出される、肥満度を表わす体格指数。体重（kg）を身長（m）の２乗で割って算出。

注３　ＨＴＰ　煙草葉を燃焼させず、加熱により、発生する蒸気を用いる商品。

注４　睡眠導入剤　睡眠薬のなかで作用時間が短く入眠に使いやすい薬剤のこと。

参考文献

［1］ Neter JE, et al.:*Influence of weight reduction on blood pressure: a meta-analysis of randomized controlled trials*. Hypertension. 42: 878-84.2003.

［2］ Muramoto A, et al.:*Three percent weight reduction is the minimum requirement to improve health hazards in obese and overweight people in Japan*. Obes Res Clin Pract. 8: e466-75.2014.

[3] Rahmouni K, et al.:*Hypothalamic arcuate nucleus mediates the sympathetic and arterial pressure responses to leptin*. Hypertension. 49: 647-52.2007.

[4] Liu MY, et al.:*Association between psychosocial stress and hypertension: a systematic review and meta-analysis*. Neurol Res. 39: 573-80.2017.

[5] Xin X, et al.:*Effects of alcohol reduction on blood pressure: a meta-analysis of randomized controlled trials*. Hypertension. 38: 1112-7.2001,Kawano Y:*Physio-pathological effects of alcohol on the cardiovascular system: its role in hypertension and cardiovascular disease*. Hypertens Res. 33: 181-91.2010.

[6] Joglar JA, et al.:*2023 ACC/AHA/ACCP/HRS Guideline for the Diagnosis and Management of Atrial Fibrillation: A Report of the American College of Cardiology/American Heart Association Joint Committee on Clinical Practice Guidelines*. Circulation. 149: e1-e156.2024.

[7] Cao S, et al.:*Secondhand smoking increased the possibility of hypertension with a significant time and frequency dose-response relationship*. Sci Rep. 14: 24950.2024.

[8] Hu H, et al.:*Association of conventional cigarette smoking, heated tobacco product use*

and dual use with hypertension. Int J Epidemiol. 53.2024.

[9] Dalton MA, et al.:*Effect of viewing smoking in movies on adolescent smoking initiation: a cohort study*. Lancet. 362: 281-5.2003.

[10] Sargent JD, et al.:*Exposure to movie smoking: its relation to smoking initiation among US adolescents*. Pediatrics. 116: 1183-91.2005.

[11] Chen Q, et al.:*Association between ambient temperature and blood pressure and blood pressure regulators: 1831 hypertensive patients followed up for three years*. PLoS One. 8: e84522.2013.

[12] Yamasaki S, et al.:*Night-time hot spring bathing is associated with improved blood pressure control: A mobile application and paper questionnaire study*. PLoS One. 19: e0299023.2024.

[13] Fernandez-Mendoza J, et al.:*Insomnia with objective short sleep duration and incident hypertension: the Penn State Cohort*. Hypertension. 60: 929-35.2012.

第七章

食事について

――なぜ減塩か――

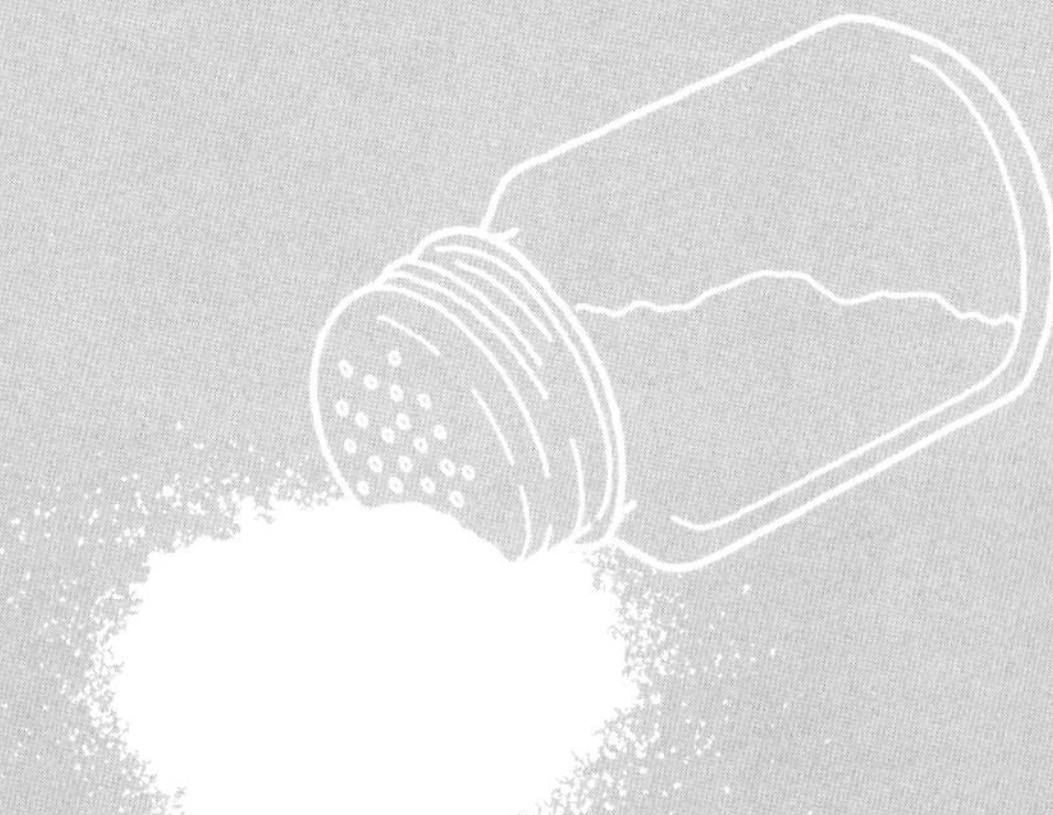

まず取り組むのは減塩

食事は健康にとって一番の基本であるが、高血圧の治療・予防のためには、第一に減塩が大事で、その次がカロリーのコントロールとなる。

ではなぜ塩分の摂り過ぎが高血圧にとって悪いのであろうか。食塩の主成分である塩化ナトリウムを摂り過ぎると、血液中のナトリウム濃度が高くなる。一方、身体には高くなったナトリウムを薄めようとする働きがあるため、血管の中へと水分を取り込み、その結果血液量が増加する。血液量が増加すると、心臓がより強い力で血液を送り出すようになって血管にかかる圧力が高くなるので、血圧が上昇する。実際に、摂取する塩分を減らせば血圧が低下することがわかっているので、血圧が基準値以上になってきたら、まずは減塩に取り組むことが重要であろう。

詳しく説明すると、一般集団を対象とした観察研究や臨床試験から、食塩摂取量が多いほど血圧が高くなることが示されている。例えば、正常血圧と高血圧の両方を対象としたINTERSALT（インターソルト／注1）という多国間での研究では、一日に食塩をほとんど摂らない（一日に一一・七ミリグラム程度）ブラジルのヤノマモ族（注2）から一日に一四・一グラムの食塩を摂る中国北部の例まで含めて、食塩摂取量と血圧の間には相関

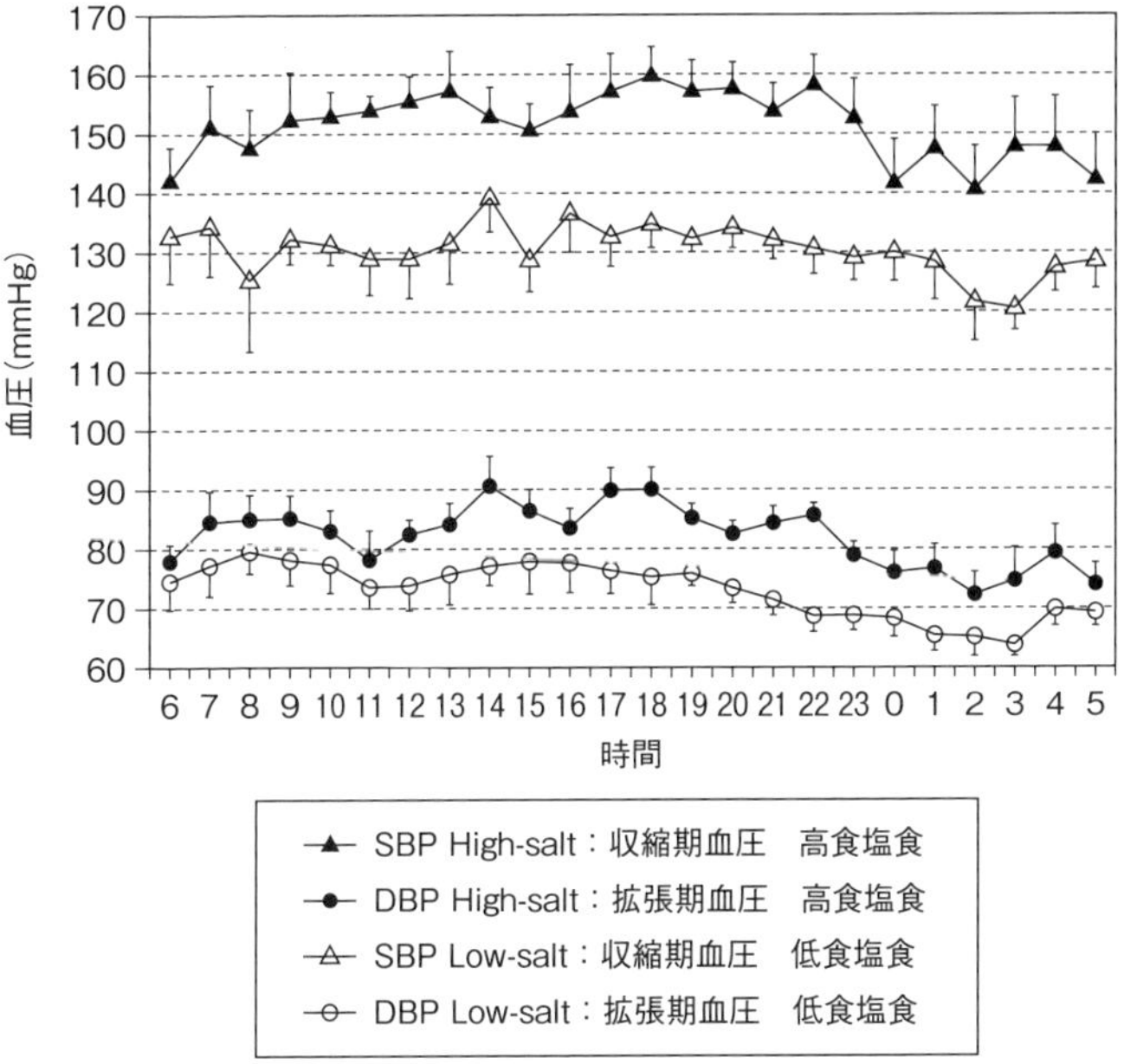

図7-1　低食塩食と高食塩食による外来血圧の比較
データは平均±標準誤差。参考文献[3]より。

が認められた[1]。

また、減塩の効果を調べたメタ解析では、食塩摂取量を一一・九グラムから三・八グラムに減量することで、白人の高血圧者においては収縮期血圧が五・七一㎜Hg低下することが示されており、黒人の場合はさらに効果は大きい[2]。

このように、一般的な高血圧患者では、食事からの食塩摂取量の減少が血圧の減少に繋がることが示されているが、複数の降圧薬を使っても、血圧がなかなか下がらない治療抵抗性高血圧患者（注3）の人でも、食事からの食塩を制限すると血圧が下がることが示されている（図7－1）［3］。具体的には、降圧薬を平均三・四剤服用している十二名の抵抗性高血圧患者を対象に、低ナトリウム食（食塩換算で一日二・九グラムを七日間摂取）と高ナトリウム食（食塩換算で一日一四・五グラムを七日間摂取）に分けて比較すると、低塩食は高塩食に比べて、診察室の収縮期血圧と拡張期血圧をそれぞれ二二・七㎜Hgと九・一㎜Hg低下させた。これらの結果は、食塩の過剰摂取が降圧治療抵抗性に重要な寄与をしていることを示している。食塩摂取量を大幅に減らす戦略は抵抗性高血圧においても必須であろう。

現在、日本人の塩分摂取量の平均は一〇・一グラム（令和元年国民健康・栄養調査）となっており、目標量は「一日男性七・五グラム未満、女性六・五グラム未満」（日本人の食事摂取基準二〇二〇年版）としている。ただし、血圧の検査で基準値を上回っている場合は、「一日六グラム未満」を目標に減塩することが推奨されている。

減塩のための工夫

濃い味付けに慣れている人にとって、減塩を実行することはかなり難しいことかもしれ

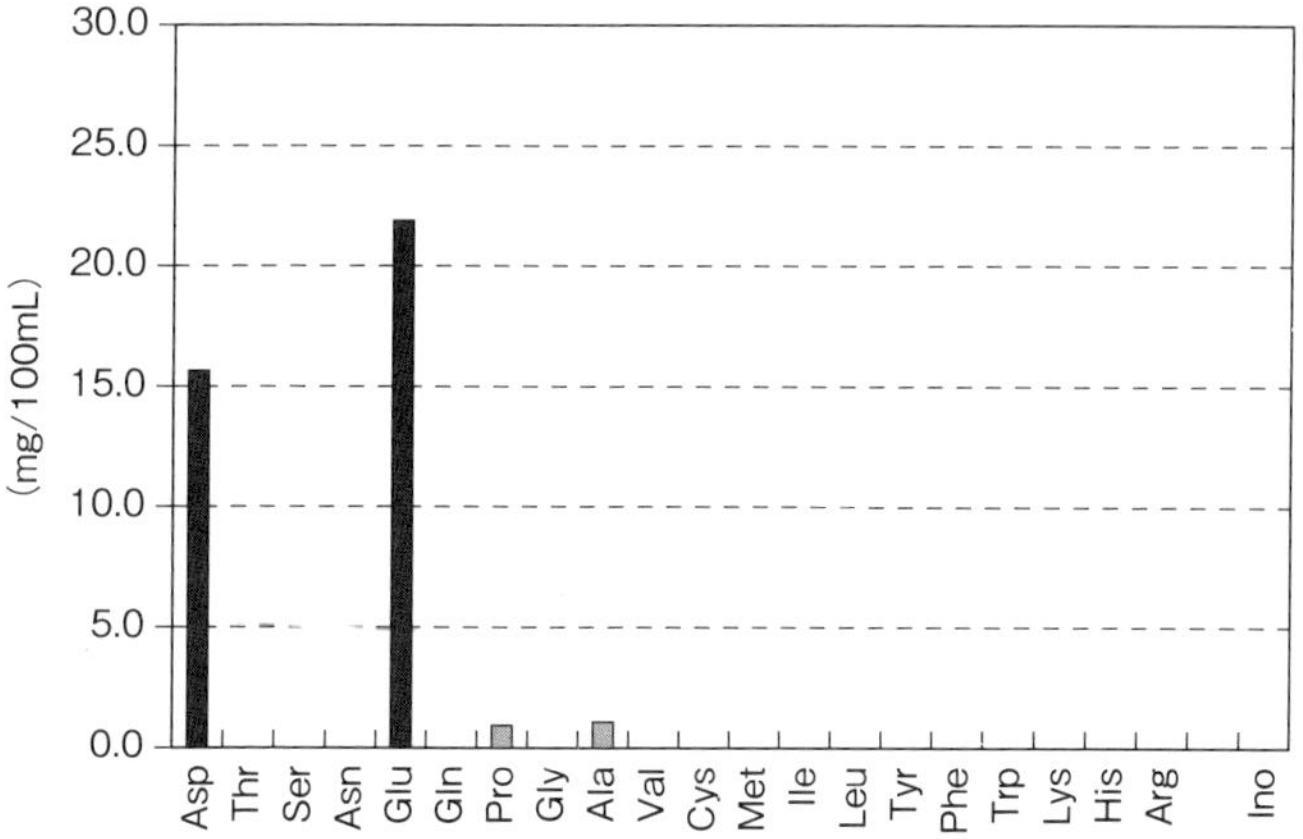

Asp：アスパラギン酸	Gly：グリシン	Tyr：チロシン
Thr：トレオニン	Ala：アラニン	Phe：フェニルアラニン
Ser：セリン	Val：バリン	Trp：トリプトファン
Asn：アスパラギン	Cys：システイン	Lys：リジン
Glu：グルタミン酸	Met：メチオニン	His：ヒスチジン
Gln：グルタミン	Ile：イソロイシン	Arg：アルギニン
Pro：プロリン	Leu：ロイシン	Ino：イノシン

図7-2　昆布だしに含まれるアミノ酸組成

アスパラギン酸とグルタミン酸が主に含まれており、プロリン、アラニンはごくわずかである。他のアミノ酸は検出されない。参考文献[2]より。

ない。むしろ、厳格な減塩対策を行うと、食事の楽しみがなくなったり、逆にストレスを感じたりしてしまう可能性もある。

そこで、おいしさを維持しながら徐々に塩分を減らしていくような方法を心がけることが大切であろう。

そのための一つの方法は、「だし」をしっかり利かせることだと考えられている。昆布、鰹節、煮干し椎茸などで「だし」をしっかりとる事で味に深みが出るので、減塩でもおいしく食べることが出来るとされる。さらに、種類の違う複数の「だし」を組み合せて使うことも推奨されている。

「だし」とは、天然素材から「うま味」成分を抽出した液体をいう。人の味覚は、「甘味」「塩味」「酸味」「苦味」の四つが基本であるとされてきたが、東京大学の池田菊苗《いけだきくなえ》博士（注4）は、湯豆腐のおいしさに興味を持ち、昆布をもとに研究を進めた。その結果、一九〇八年に「おいしさ」の正体がグルタミン酸であることを発見し、博士はこの味覚を「うま味」と名づけ、人の第五の味覚であると発表した（図7－2）[4、5]。その後、「味の素」の名で商品化したことは有名である。池田の出身は京都（関西）であり、京都の「だし」は昆布だしが中心なので、若い頃から昆布だしに親しんでいたのではないか、という説もある（https://www.ndl.go.jp/kaleido/entry/17/3.html）。

この昆布の「うま味」が発見されてから、鰹節や煮干しのイノシン酸［6］、椎茸のグアニル酸などの「うま味」成分も明らかにされている。

見える塩分と見えない塩分

見える塩分とは、食べ物に直接加えられる塩分である。例えば、調理中に加える塩、食卓で使用する塩、明らかに塩味が感じられる食品（塩漬けの魚や漬物など）のことである。これらは意識次第で減らすことは可能である。

しかしながら、見えない塩分と言われる、加工食品や外食などに含まれている塩分は、特に意識せずに摂取してしまうことが多い。加工食品（ハム、ソーセージ、パンなど）、スナック菓子、調味料（ソース、ドレッシング）がその例である。

食事中の食塩のうち、約七五パーセントは加工食品によるものである［7］。こうした食品に含まれる塩分もしっかり意識して、食事をとる必要がある。

カリウムをとると高血圧の危険が減る？

カリウムは、高血圧（高血圧症）に対する管理と予防において重要な役割を果たす。実際、カリウムは腎臓がナトリウムを尿中に排出するのを助ける。高血圧の主な原因の一つは食塩（ナトリウム）の過剰摂取であるが、カリウムがナトリウムの排出を促進することで、血圧の上昇を抑える効果がある。また、カリウムは血管を弛緩させる効果もある。これによっても血圧が低下することが期待される［8］。

したがって、高血圧の予防と治療には、人間の祖先が食べていたようなカリウムの多い食事に近付けるような改良を加えた食事が重要であると言われている。実際に野菜や果物の多い食事では、カロリーが低いことと、カリウムの含有量が多いために代謝率が高まり、体重が減少傾向となるためだ。具体的には、カリウムは緑黄色野菜や果物、海草類、豆類やいも類などに多く含まれているため、血圧が高めの人は、これらの食品を意識して食べることが推奨される。

しかしながら、過剰摂取は腎臓の機能に問題がある人にとって有害である。特に腎不全などの疾患を持つ人はカリウムの摂取量を医師に相談する必要がある。

塩は身体に必要ないのか

初期の生命は海中で誕生した。海水にはナトリウムと塩化物が豊富に含まれているため、体内にナトリウムを取り入れるためには、初期の海洋生物はナトリウムを細胞膜を介して移動させる仕組みをもっていれば十分であった。

その後、生物が海から陸上へと進出する際には、塩分の供給源が減少した。そのため、陸上生物は塩分を効率よく取り込み、水分を保持するための内分泌システムを発達させた。

実際、肺魚という生物は水中及び乾燥環境の両方で生存することが出来、魚類から陸上脊椎動物への進化の過程を知るための重要な情報を与えてくれる。肺魚におけるレニン・アンジオテンシン系（注５）というシステムは、ナトリウム及び水の再吸収、体液バランスの維持、さらに血圧調節において重要な役割を果たしている［9］。このように、生物が陸上で生活するようになって、塩分を身体に保持する仕組みが備わってきたことが、今となっては塩分が過剰になって高血圧を生んでいると言える。

コラム

高血圧が認められない人々と塩

人類学的に見た場合、ホモ・サピエンスの登場はおよそ四万年前に遡る。一万年前までは、狩猟採集の生活を営んできた。そして農耕が始まる訳であるが、それでも彼らの生活は現代人の生活とは大きく異なっていたと考えられる。

その後、産業革命を契機に、工業化が急速に進むと彼らの生活に大きな変化が生じる。高価な塩が安価に手に入るようになったのである。この塩の入手による食生活の変化がヒトの血圧に大きな影響を与えることとなる。

食塩と高血圧の関係を考える場合、食塩をほとんど摂取しない集団の血圧がどうであるのか、ということは興味のあるところであるが、そうした低食塩摂取量の集団を文明社会で探し出すことはほとんど不可能である。したがって、文明未開地地域住民へのアプローチが不可欠となる。これまで文明未開地域住民を対象として、血圧の特徴と生活要因について調べた多くの疫学研究がある。ここではその中から代表的な研究を紹介する。

ネイティブ・アメリカンであるヤノマモ族は、ブラジル北部とベネズエラ南部の熱帯赤道雨林に住む部族で、狩猟採集と原始的な焼き畑農業によって生活を営んでいる。その食生活でよく知られているのは、彼らは食事に塩を使わないことである。そのため、生涯にわたって極端な食事性ナトリウム制限を行っているのと同じ状況で生活しているということになる。

ヤノマモ族の成人男性の一日のナトリウム摂取量は平均わずか一ミリモル、食塩に換算して〇・〇六グラム（尿中排泄量から測定）と推定されている。このような条件下で血圧が生涯を通じて低いままであること（図7―3）は、他の野外研究での観察結果や、食塩制限が血圧に及ぼす臨床的影響からみても、納得出来る結果である。

しかもヤノマモ族はめったに肥満とならず、年齢が上がるにつれて体重が増加することもほとんどない。また、ヤノマモ族では飲酒も知られていない。さらに、彼らは身体的に非常に活動的な民族で、現在の西洋文化とは全く異なる生活様式をとっている。

さらに、文明未開地域の集団が、文明社会に移住した場合の変化を調べた研究がある。これはケニアのルオ族での調査である。ケニア西部の未開地から首都ナイロビへ

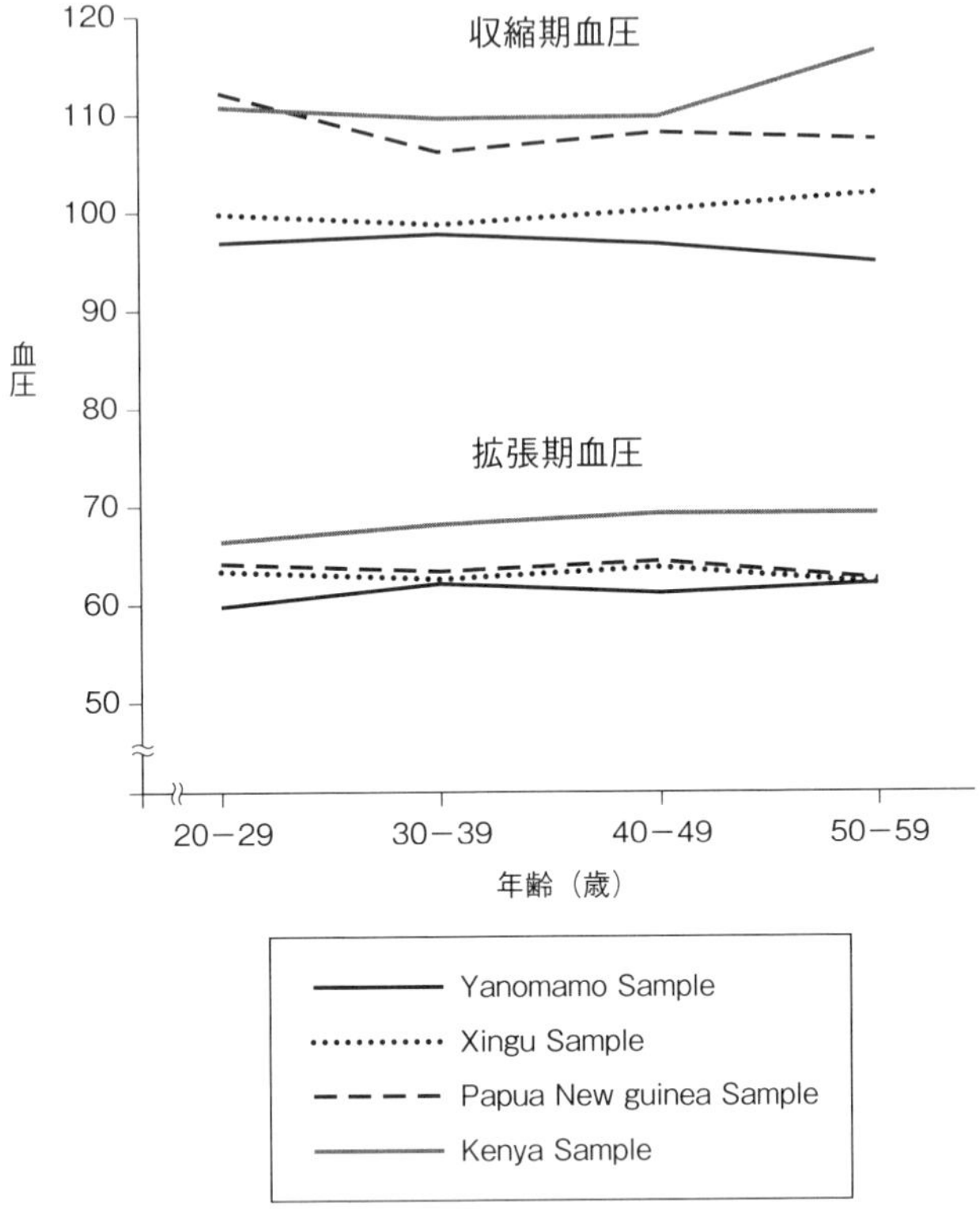

図7−3　年齢階層別にみた男性の平均収縮期・拡張期血圧

代表的な文明未開地域の4集団、ヤノマモ族、シング族、ニューギニア高地人、ケニア人の結果。年齢が上がっても血圧は上がらない。シング族とニューギニア高地人は、拡張期血圧がほぼ同じである。Carvalho JJ, et al.『*Hypertension*』1989年より。

移住した集団の血圧を、移住直後から二年間測定したものである。それに対して、移住しないで未開地に留まった集団にも同じ期間測定がなされた。

その結果、移住集団の男性の拡張期血圧が移住後徐々に上昇し、二年後には移住しなかった集団よりもおよそ一三㎜Hg高くなった。収縮期血圧は移住直後既に八㎜Hg高く、この差は二年間通じて変化がなかった。一日ナトリウム摂取量（尿中排泄量から測定）が持続的に移住集団では多く、それが影響した可能性がある。その一方で、移住によるストレスが何らかの影響を血圧に及ぼしている可能性もある。

以上の結果から、食塩摂取量が低ければ血圧が下がり、増加すれば上昇することがわかる。実際、現代の食生活における慣用的な食塩量は、ナトリウムバランスを維持するのに必要な量をはるかに超えており、文明社会では「食塩欲は食塩必要量と同一視されるものではない」という米国の内科医、ルイス・K・ダールの言葉は、ルオ族、ヤノマモ族などの人々の観察からもさらに裏付けられることになる。

注1　ＩＮＴＥＲＳＡＬＴ研究　三十二か国、五十二集団について食塩の摂取量と血圧の関係を調べた国際共同研究。

注2　ヤノマモ族　アマゾンの熱帯雨林からオリノコ川にかけて広く居住している南米の先住民族の一部族。狩猟と採集を主な生活手段とする。塩分の摂取量が極端に少ないことで知られている。

注3　治療抵抗性高血圧患者　利尿薬を含む三種以上の降圧薬を使用しても目標血圧まで下がらない高血圧患者のこと。

注4　池田菊苗　一八六四年（元治元年）～一九三六年（昭和十一年）。日本の化学者。東京帝国大学理学部化学科教授を勤めた。うま味成分、Ｌ－グルタミン酸ナトリウムの発見者。

注5　レニン・アンジオテンシン系　血圧や体液量、血清電解質の調節に関わる、内分泌系の調節機構の一つ。血中のNa濃度の変化や体液量の減少、カテコラミン刺激に応じて、腎臓の傍糸球体細胞からレニンが分泌される。レニンによって、アンジオテンシノーゲンから、アンジオテンシンⅠが生成される。このアンジオテンシンⅠはＡＣＥ（アンジオテンシン変換酵素）の作用により、アンジオテンシンⅡ（ＡⅡ）となる。アンジオテンシンⅡは、その受容体を介して血管平滑筋を収縮させることで、昇圧作用を示す一方、副腎皮質球状層に作用して、アルドステロンの分泌を促進する。このアルドステロンは、腎臓の遠位尿

細管などに作用し、ナトリウム貯留を通じて循環血液量を増加させ、結果的に血圧を上昇させる。

参考文献

[1] *Intersalt: an international study of electrolyte excretion and blood pressure. Results for 24 hour urinary sodium and potassium excretion. Intersalt Cooperative Research Group.* BMJ. 297: 319-28.1988.

[2] Graudal NA, et al.:*Effects of low sodium diet versus high sodium diet on blood pressure, renin, aldosterone, catecholamines, cholesterol, and triglyceride.* Cochrane Database Syst Rev. 12: CD004022.2020.

[3] Pimenta E, et al.:*Effects of dietary sodium reduction on blood pressure in subjects with resistant hypertension: results from a randomized trial.* Hypertension. 54: 475-81.2009.

[4] Ikeda K, et al.:Journal of the Tokyo Chemical Society. 1908:30:820–836.

[5] Kurihara K:*Glutamate: from discovery as a food flavor to role as a basic taste (umami).*

Am J Clin Nutr. 90: 719S-22S.2009.

[6] Ikeda-K et al.:Journal of the Chemical Society of Tokyo. 1913;34:751–757.

[7] Liem DG, et al.:*Reducing sodium in foods: the effect on flavor*. Nutrients. 3: 694-711.2011.

[8] Adrogue HJ, et al.:*Sodium and potassium in the pathogenesis of hypertension*. N Engl J Med. 356: 1966-78.2007.

[9] Masini MA, et al.:*The kallikrein-kinin and renin-angiotensin systems in the kidney of an African lungfish, Protopterus annectens*. Gen Comp Endocrinol. 103: 93-100.1996.

第八章

日常生活を整える

――心を整える――

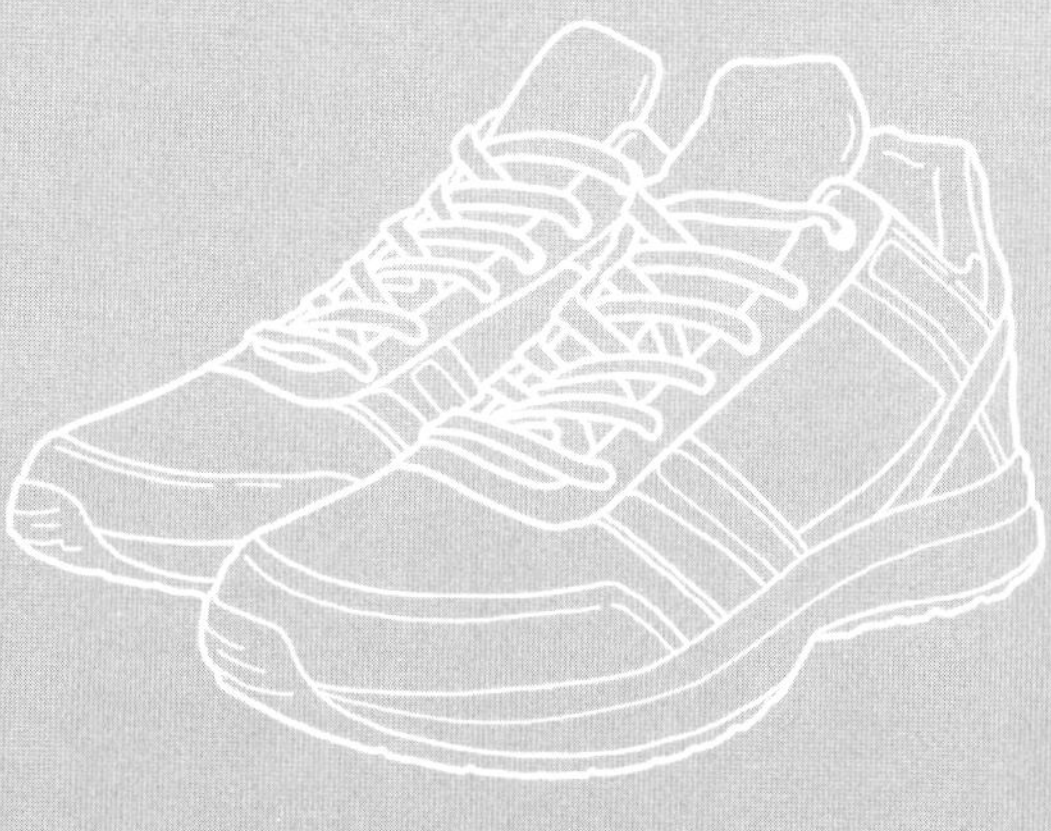

運動の効果

運動をすると血圧が下がりやすくなるという効果は多くの研究で明らかにされている［1］。実際、米国のガイドラインにおいては、運動療法は収縮期血圧で二から五㎜Hg、拡張期血圧で一から四㎜Hgの低下が期待されると報告されている［2］。

さらに、身体活動量の増加は血圧低下のみならず、体重減少や糖尿病の抑制、血清脂質（注1）の改善、サルコペニア（著しい筋量減少）・認知症予防などに効果があるとされる。したがって、高血圧患者では生活習慣の是正の一つとして、適切な運動療法が推奨される。

運動の強度としては、最大酸素摂取量の四〇から六〇パーセント程度が推奨されているが、これは自覚的には「ややきつい」程度である［2］。しかし、高血圧では運動中の血圧の上昇も考慮しないといけないので、安全性を考えると、中等度程度までに留めるのが良いであろう。

特に、高齢者の場合、有酸素運動であれば、おしゃべりをしながら運動が出来、汗ばむ程度が良いとされている。このようなペースであれば一定時間運動を続けることが出来、同時に体脂肪燃焼も促される。

運動量の目安

個々人によって適した運動量は異なる。特に身体活動不足の人については、低強度・短時間でもよいので、今より活動量のアップを図ることが重要である。日常生活レベルの強度の運動を気軽に出来るような環境の整備も必要であろう。

特に、毎回の運動前に、体調確認を行う習慣をつけることが重要である。体調に不安があれば、無理に運動をせずに、休養をとり、必要に応じて医療機関を受診することが勧められる。

血圧が高めの人は、体調を確認するとともに、血圧（脈拍も）を測り、記録することを習慣化することが大事である。一般に、血圧は、五分以上安静にしてから測定する。繰り返しになるが、過度の高血圧時には、運動によりさらに血圧が高くなり、心血管疾患を発症するリスクが高まるため、運動前の血圧が一六〇／一〇〇㎜Hg以上の時は、運動を行う場合であっても、散歩程度の軽い運動に留めることが大事である。また、一八〇／一一〇㎜Hg以上の時は、運動は控えて休養をとるのが良いであろう。

また、一部のカルシウム拮抗薬、α遮断薬、β遮断薬などは心拍数に影響を与えるため、これらを服用している方は、心拍数が運動強度の指標にならないことも知っておく必要がある。したがって、主観的な運動強度を参考にして運動を行うことが必要である。また、運動を急に中止すると心拍数や一回拍出量は急速に減少し、血圧低下が誘発される。さらに、不整脈が誘発されることもある。運動後に低・中強度の運動を継続することで、心拍数や一回拍出量、静脈還流量の急激な減少を抑え、血圧低下を予防出来る。つまり、ある程度の強度の運動を行った後は、五から十分ほどクールダウン（整理運動）を行う必要がある。

筋トレはやっても大丈夫？

筋力トレーニング単独では明らかな降圧効果は期待出来ないが、有酸素運動と併用することで将来のフレイル（注2）やサルコペニアを予防出来るとされる。

筋力トレーニングの場合も、軽めから始める必要がある。筋力トレーニングの際は、息をこらえないように注意する。重いものを持ち上げる運動や、負荷が大きく息をこらえて力むような運動は急に血圧が上昇し、心臓に負担がかかるため高血圧の対策としては適していない。その反対に、腹式呼吸のように深い呼吸を行うと副交感神経が有意となり、血圧の低下と心拍数の低下をもたらすとされる。

運動をやってはいけない人はいる？

未治療の重症高血圧（一八〇／一〇〇㎜Hg以上）があると、運動中の血圧上昇によりくも膜下出血や急性心筋梗塞などの心血管事故を来す可能性があり、運動をすること自体危険となる。

また、運動中に次のような症状を自覚するなど、体調に異変を感じたら、直ちに運動を中止することが肝要である。

- 胸痛
- 動悸
- ふるえや冷や汗
- 強い疲労
- めまいやふらつき
- 強い痛み

肥満の場合は、運動により運動器障害が起こりやすいので注意が必要である。水分・電解質（注3）の補給も重要である。

また、ある程度の強度の運動を行う際には、ウォームアップ（準備運動）を必ず行うようにする。具体的には、関節の可動域を増やし、全身や特に筋肉を温めることを主目的とした、ストレッチや軽いジョギングを行う。ウォームアップを行うと、運動中の傷害、疾患の発生・発症の予防、運動パフォーマンスの向上、運動に対する準備が整い、安全に行うことが出来る。

心の在り方・ストレスとの向き合い方

病院で血圧を測定すると普段よりかなり高い値が出る人が一定の割合いる。これが、繰り返すが白衣高血圧である。普段と違う環境のために緊張してしまい、それがストレスとなって血圧が上昇する。

そのため、白衣高血圧がある人は診察室だけでなく、普段から緊張する場面になると血圧が上がっている可能性がある。白衣高血圧は、緊張状態になり自律神経に変化を来したために起こると考えられている。

また高齢者や女性、喫煙者、糖尿病などで自律神経機能に問題を抱える方に多いと言われている。家庭血圧が正常であっても、白衣高血圧の場合には、一般的な高血圧と同じように脳や心臓、血管疾患などのリスクとなることが知られているため、定期的な経過観察や適切な治療が必要である。

また、我々の周囲で起こるすべての出来事は、ストレスとなる可能性がある。そのストレスが大きくなって、長期間継続することで、身体の適応限界を超え、結果としてストレス関連疾患という心身の不調状態が発生することがある。自分一人で対処出来ないようなストレス強度の場合は、特に心拍数や血圧の異常を引き起こしてしまう。

厚生労働省の「こころの耳」（https://kokoro.mhlw.go.jp/）が参考になるが、こうした場合には、自分の力と周囲の人たちの力を合わせて、よりよい解決の糸口を見出すことが重要である。また、日頃からストレスが発散出来るよう、趣味や生きがいとなるものを持つことが必要であり、さらに問題解決のために協力してもらえる人間関係の構築が重要である。

コラム

私とランニング

健康を維持する方法はたくさん紹介されているが、中でもランニングの人気はとても高い。学生時代の同級生や身近な人でも走っている人は多い。

ランニングシューズさえあれば、誰でも簡単に走ることが出来る。最近はランニングシューズの進化もあって、どのシューズがどのような機能があるかを考えて選ぶのも楽しい。屋外で走るのが苦手という人は、ジムに行ってトレッドミルで早歩き、という選択肢もある。どのような走り方を選んでも、健康を増進させることが可能だ。

私の場合は、高校の同級生が楽しそうに走っているのに影響されて、四十歳台で近所を走るようになり、ハーフマラソンへの出場を経て、フルマラソンにも参加するようになった。特に「京都マラソン」の人気が出るようになってからは同大会に八回参加させて頂いている。京都マラソンは、「たけびしスタジアム京都（西京極総合運動公園内）」をスタートし、平安神宮前にフィニッシュするコースであり、七つの世界文化遺産付近を巡り、「送り火」で有名な五山を眺望出来るなど、京都の魅力を一日で堪能出来るように設定されている。さらにエントリー出来る大会を全国から探せるサイトもあって、これまでに色々な地域のマラソン大会を体験することが出来た。また、同級生と襷《たすき》を繋いで走る大会などもあり、楽しい思い出がたくさんある。

決してタイムが良い訳ではないが、結構継続出来ているのは、「ランナーズハイ」のためだろうか。これは走った後に生じる高揚感のことだが、この現象には科学的な裏付けがある。走っていると、気分を高揚させる物質が分泌され、痛みの感覚を鈍らせ、ポジティブな気持ちを引き起こすとされている。

さらにランニング中に身体と脳の血流が増加すると、脳に送られる酸素と栄養の量が増加する。運動を定期的に続けると、脳内で学習や記憶に関連する領域の海馬《かいば》の大きさが実際に増大することも論文で報告されている。さらに心肺機能を改善し、メタボリックシンドロームを改善する効果があること、また骨密度を高める効果、免疫系を増強する効果も報告されていることを考えると、楽しく走ることは広く推奨されるであろう。

一方、ランニングには、多少のデメリットもある。定期的にランニングをする人の六五パーセントが毎年、脛痛《ずねつう》や関節痛、疲労骨折などの怪我をしているとの報告がある。ランニングは関節や腱に負荷の高いアクティビティだ。繰り返し衝撃を受けることで、痛めてしまう。私もあまり準備せずに初めてハーフマラソンに臨んだ時は膝を痛めて（鵞足炎《がそくえん》）、整形外科の先生のお世話になってしまった。

しかし、そうしたデメリットを考えてもランニングの効果は絶大だ。うまくトレーニングとリカバリーのバランスをとって継続していきたい。

注1　血清脂質　血液から赤血球や白血球などの血球成分と凝固成分を除いたものを血清と呼ぶ。この血清に含まれる脂質が血清脂質で、コレステロール・中性脂肪・リン脂質・遊離脂肪酸などからなる。

注2　フレイル　フレイルは、日本老年医学会が二〇一四年に提唱した概念で、「Frailty（虚弱）」の日本語訳。健康な状態と要介護状態の中間に位置し、身体的機能や認知機能の低下が見られる状態のことを指す。

注3　電解質　電解質とは、血液や体液に含まれるナトリウム、クロール（塩素）、カリウム、

カルシウム、マグネシウムなどのことで、五大栄養素（炭水化物、脂質、タンパク質、ビタミン、ミネラル）のミネラルに属する。

参考文献

[1] Dickinson HO, et al.:*Lifestyle interventions to reduce raised blood pressure: a systematic review of randomized controlled trials.* J Hypertens. 24: 215-33.2006.

[2] Eckel RH, et al.:*2013 AHA/ACC guideline on lifestyle management to reduce cardiovascular risk: a report of the American College of Cardiology/American Heart Association Task Force on Practice Guidelines.* Circulation. 129: S76-99.2014.

第九章

新しい治療と未来の治療

―― 個別化医療・未来の医療 ――

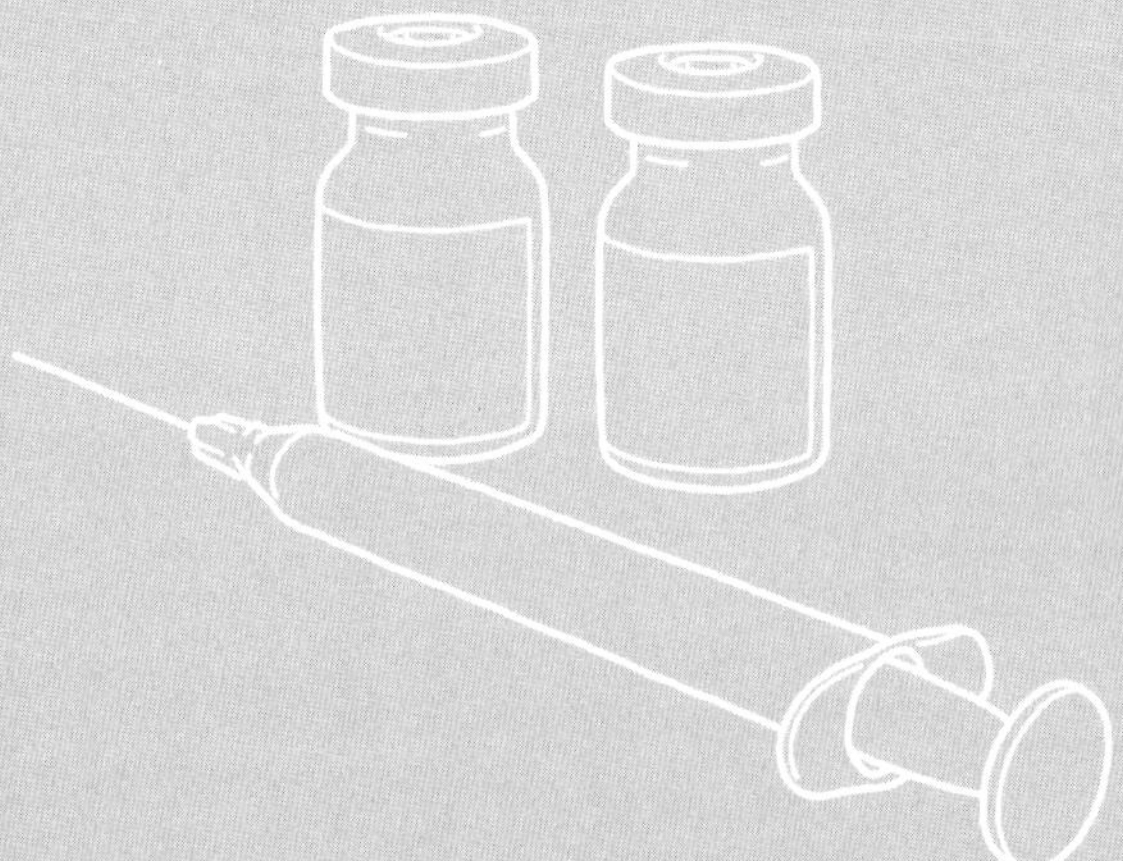

腎デナベーション

近々臨床応用される高血圧治療に「腎デナベーション」がある。本態性高血圧患者の中には、腎臓の交感神経活動の持続亢進を示す症例が一定数あると考えられている。

腎デナベーションとは、カテーテルを用いて腎動脈の内腔側から高周波や超音波を照射し、血管壁の外膜側にある腎交感神経を焼灼《しょうしゃく》（注1）することで、血圧を下げる治療法である。「薬物治療に抵抗性の高血圧」に対する新たな治療として注目度は高く、国内外で多くの臨床試験が行われた。その結果、数年レベルで降圧効果が持続することが明らかにされている。

そこで、先行した欧州に続き米国でも二〇二三年に機器が承認されており、わが国では一年から二年先の承認が見込まれている［1］。

現在日本では、三つの学会による合同コンセンサスステートメント（consensus statement）が二〇二四年に公開されている［2］。このステートメントでは腎デナベーションの適応が、「治療抵抗性高血圧」と「条件付きコントロール不良高血圧」とされている。

核酸医薬

さらに近年では、肝臓におけるアンジオテンシノーゲン（第二章 注5参照）の合成を阻害するｓｉＲＮＡ（small interfering RNA）という核酸医薬を用いた高血圧治療の治験も実施されている。これは、肝臓におけるアンジオテンシノーゲンの合成を阻害することで、血管収縮作用を有するアンジオテンシンⅡを減少させることが目的である。

現在、単回投与で効果が三か月から六か月持続することが示されている［3］。他の生活習慣病に対する長期作動薬（注2）についても臨床の場で使われる未来も近いと考えられる。

ワクチン療法

まだ臨床応用への道筋は明らかではないが、高血圧の治療にワクチンを応用する研究開発が進んでいる。近年、アルツハイマー病や生活習慣病などの慢性疾患に対して、内服だけでなく、治療の一部をワクチンで置き換えることが出来れば、薬剤アドヒアランス（注3）の改善など患者へのメリットが期待出来ると考えられている。

一方で、このような長期作動薬の実用化により通院間隔が長くなることが、良いことばかりであるかどうかは不明であり、今後、医療の質を担保する仕組みも同時に必要になると考えられる。現在、高血圧に対しては、レニン・アンジオテンシン系（第四章 注6参照）をターゲットとしたワクチンの基礎研究と臨床試験が実施されている〔4〕。

高血圧の原因遺伝子

高血圧のうち、明らかな原因疾患があって生じるものは一割にも満たず、多くは原因不明の本態性高血圧である。この本態性高血圧には複数の遺伝因子と環境因子が関わっている。親が高血圧の場合、その子どもも血圧が高い場面によく遭遇する。

実際、これまでの研究で、高血圧に対する遺伝因子の寄与度は三〇から七〇パーセントと見積もられている〔5〕。親から受け継ぐ〝高血圧体質〟を説明出来る疾患感受性遺伝子（注4）の実体は長らく不明であった。そこで二〇〇九年以降、人種単位で大規模コンソーシアム（Consortium／共同事業体）が組織されて、ゲノムワイド関連解析（GWAS／注5）の手法で、高血圧の遺伝子座（注6）を同定しようとする試みが精力的になされてきた。その結果、高血圧と関連していると考えられる血圧関連遺伝子座は五百以上あることが判明している。

しかし、個々の変異の血圧への影響はせいぜい一㎜Hg程度に過ぎず、遺伝子変異情報のみによる本態性高血圧の診断は困難である［6］。このように、疾患感受性遺伝子の数は極めて多く、さらに、食事、嗜好品、気候など様々な環境要因との複雑な相互作用があることが推測されていることからも、全容解明は容易ではない。しかし高血圧に対する遺伝子の関与の解明は、メカニズムの解明だけでなく、予測・診断法の開発に大きなインパクトを与えるものである。

また、これらの遺伝子座には人種差もあることが報告されている。さらに、高血圧などの多因子疾患の人種差は、心血管系合併症の起こりやすさの違いだけでなく、治療薬の効果の違いなどにも認められている。人種差の原因を分子レベルで明らかにすることは広く臨床的対応の精密化、即ち将来的な「個別化医療」の実現化に関わる。

これまでの医療では、同じ病気と診断された患者さんには、同じ治療が行われてきた。しかし、同じ治療方法でも、患者さんの体質によって治療の効果や副作用の現われ方に個人差があった。そこで、同じ病気であっても、それぞれの患者さんに合った治療が出来ないだろうか、という発想から生まれたのが個別化医療である。個別化医療は、治療を始める前に遺伝子などを検査して患者さんの体質や病気のタイプを調べ、効果がより高いと期待出来、副作用がより少ないと見込まれる薬を投与する、未来の医療である。

コラム

小さなＲＮＡとノーベル賞

二〇二四年のノーベル生理学・医学賞に、アメリカ、マサチューセッツ大学のビクター・アンブロス教授と、ハーバード大学のゲイリー・ラブカン教授の二人が選ばれた。アンブロス教授らは「線虫《せんちゅう》」という小さな生き物が成長する際の遺伝子の活動を詳しく解析し、一九九三年に二〇塩基程度の「マイクロＲＮＡ（ｍｉＲＮＡ）」という分子が遺伝子の働きを制御していることを突き止めた。その後の研究でマイクロＲＮＡは、ヒトでも遺伝子の働きを制御していることがわかり、現在ではヒトのＤＮＡには数千のマイクロＲＮＡが存在していることがわかっている。彼らの業績によって、ヒトを含む多細胞生物にとって不可欠である、遺伝子制御の全く新しい原理が明らかにされ、生命体がどのように発達し、機能するかにおいて、マイクロＲＮＡは根源的に重要であることが証明されつつある。

循環器疾患において初めてマイクロＲＮＡについての報告がなされたのは、二〇〇六年であった。その報告では、あるマイクロＲＮＡの発現パターンが心不全や心肥大に関わるというものであった。それ以来、多くの検討が行われ、動脈硬化、心筋梗塞、心肥大、心不全、血管新生、線維化などにおいて大変重要な働きを持つことが示されてきた。

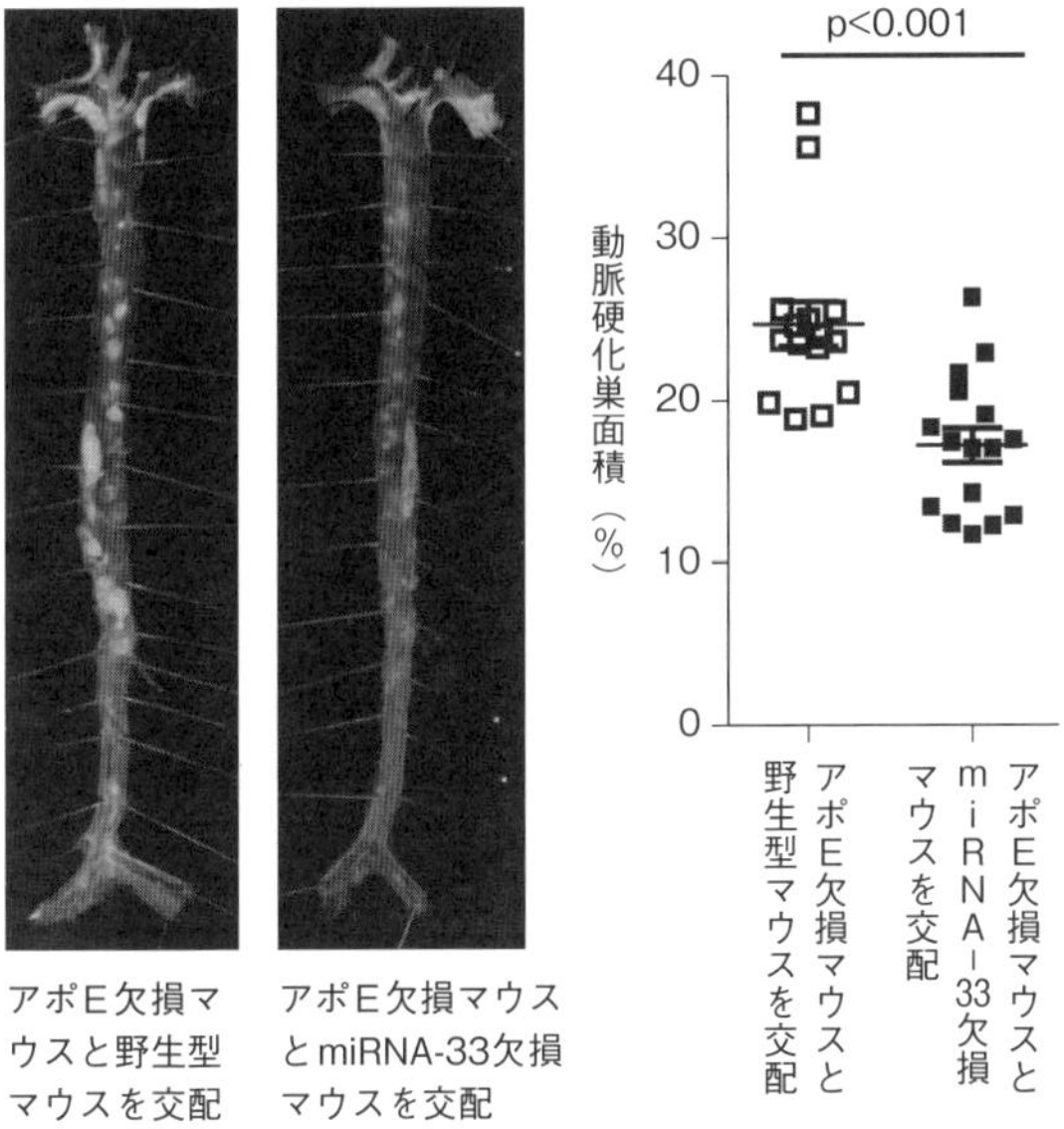

図9−1　マイクロRNA-33欠損マウスと動脈硬化

写真はマウスの大動脈。動脈硬化モデルマウスであるアポE欠損マウスとmiRNA-33欠損マウスを交配すると、野生型と比較して、動脈硬化巣が著明に減少した（白い部分で示される動脈硬化巣が右側のマウスでは減少している）。

二〇一〇年、我々は「マイクロRNA−33」がコレステロール代謝に重要な働きをすることを報告した。マイクロRNA−33はショウジョウバエからヒトまで種を越えて保存されている。またマイクロRNA−33

欠損マウスにおいてはＡＢＣＡ１（細胞膜を介して様々な物質の輸送を行うＡＢＣタンパク質の一つでＨＤＬ－Ｃの合成に必須）というタンパクが増え、その結果、著明なＨＤＬコレステロールの上昇を認めた。そして、マイクロＲＮＡ－33欠損マウスでは、動脈硬化が生じにくく（図９－１）、さらに、心臓の線維化が減少すること、動脈瘤も生じにくいことも明らかとなった。現在ではマイクロＲＮＡ－33を抑制する核酸医薬の開発を行っている。

一方、マイクロＲＮＡは血中を循環していることが知られている。我々は急性冠症候群（心筋梗塞、不安定狭心症）においてマイクロＲＮＡ－１３３の診断的有用性を報告している。血中マイクロＲＮＡ－１３３は胸痛発症後早期にピークを示す。また、急性心不全患者においてはマイクロＲＮＡ－１２２－５ｐの測定が診断に繋がることを示した。

さらに、マイクロＲＮＡは人工的にデザインすることが可能なため、調べたい遺伝子の働きを意図的に抑えるマイクロＲＮＡを作り、細胞内に入れることで、その遺伝子がもともとどのような働きをしていたかを確認出来るようになった。マイクロＲＮＡの働きが異常になると、がんの発生に繋がる可能性も指摘されているほか、臓器が形づくられる際に、異常が起きることも明らかになっている。

コラム 科学の目を育てる

医学の進歩は科学の進歩によるところが大きい。次世代の人材を育てることはどの分野においても重要である。

小学生の夏休みの自由研究は、子どもに科学の面白さを伝えるための非常によい機会だと考えている。私は小学校六年生の時に、ふと思い立って、川の上流から下流までの複数の地点で表層の砂と地下三〇センチメートル程度の所の砂を採取し、そこに含まれる砂鉄を丹念に磁石で取り出して測定するという研究を行った。結果は上流より下流、さらに表層より下層の方が多いというもので、地図とグラフも丁寧に作成して力作が完成した。今から振り返ると、鉄の比重から考えてある程度そうなるだろうという結果であったが、思いのほか担任の先生に褒めて頂き、さらに地域の科学館で展示されて、非常に嬉しかったのを覚えている。

そうした成功体験から、自分の子どもの夏休みには、どうしたら自由研究を親子で楽しく実行し、うまくまとめられるかを考えた。その時の結論は、以下の三点である。

①観察研究は身近な対象を選べば、基本的に失敗がない（どんな結果であっても、観察したことを記述して考察すればよいからだ）。

②余裕があれば、比較対照実験を行うと楽しい。

③工作は楽しいが、それを使った実験を追加しないと自由研究としてまとまらない。

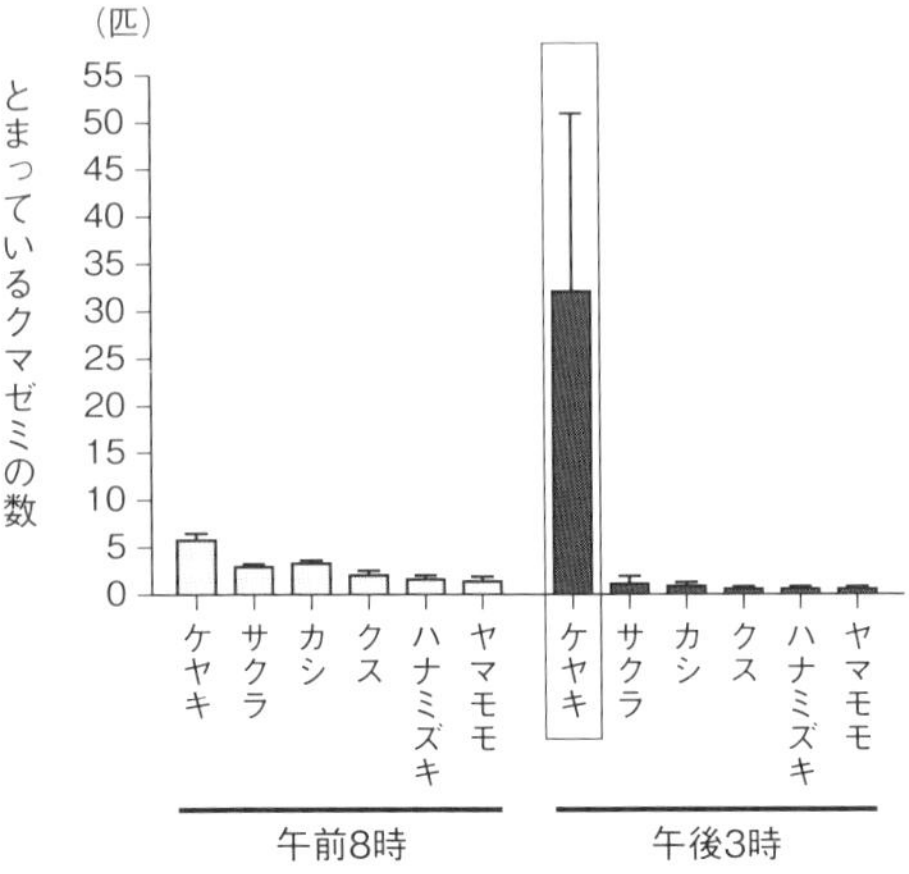

図9-1　セミの研究

午後にケヤキにとまるクマゼミが多い。

①については、非常に身近で夏に出会いやすいセミを選んだ。一日の中でセミがさかんに鳴く時間帯があることに気付き、さらにセミが集ま

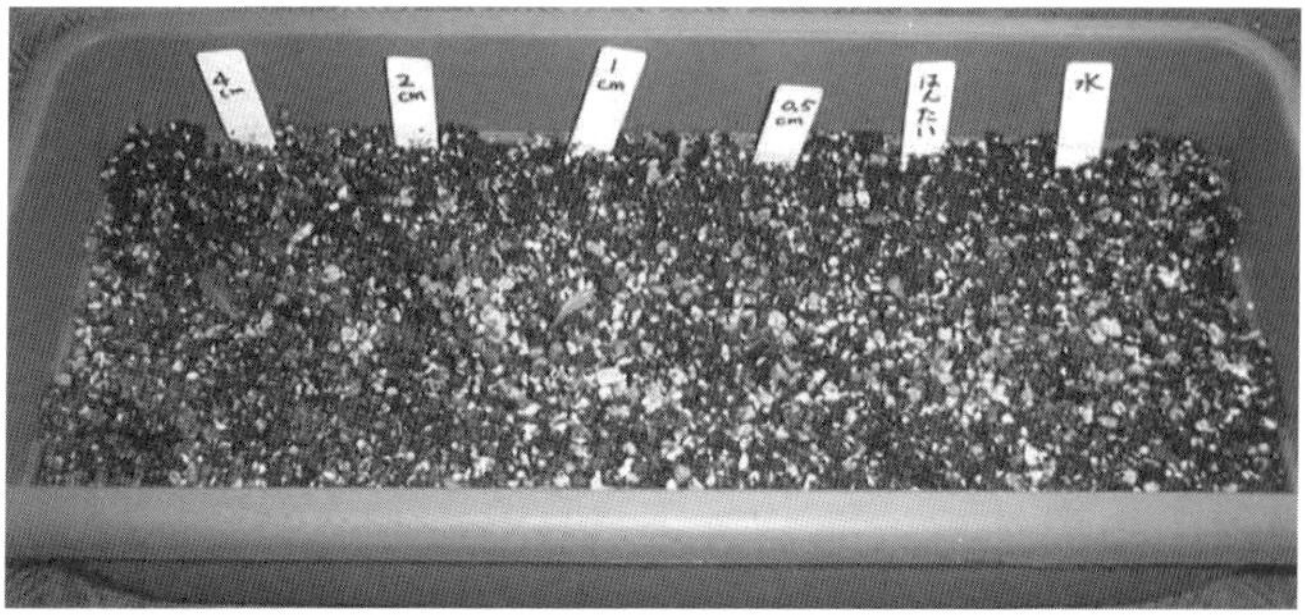

図9-2　タンポポの研究

タンポポの根を短く切っても芽が出てくる。

りやすい木が決まっていることを見付け、時間帯と木ごとのグラフを作成した。さらにセミが集まりやすい木の性質をおおよそ見付けてまとめることが出来た。セミの個体を数えるのに私の親も巻き込んで、三世代で楽しく観察出来たことは楽しい思い出になっている（図9―1）。

②については、タンポポの根を使った再生現象の研究を行った。野生のタンポポは非常に再生力が強く、土に植えるとすぐに芽が出てくる。そこで、採取した根を色々な長さに切って、どれぐらい短くしたら芽が出て来なくなるかを調べた。比較する対照の実験はもちろん根を植えないことであるが、それだけではつまらないので、上下逆に根を植えた場合との比較対照も行った。結果は五ミリメートルぐらいまではた

やすく芽が出るということと、逆様にするつまり上下逆に植えると根の下の方から芽が出て、植物が持っている向き（いわゆる極性）は失われていないということもわかった（図9－2）。

③については、ループアンテナを、雨傘を利用して作成し、AMラジオを作るとい

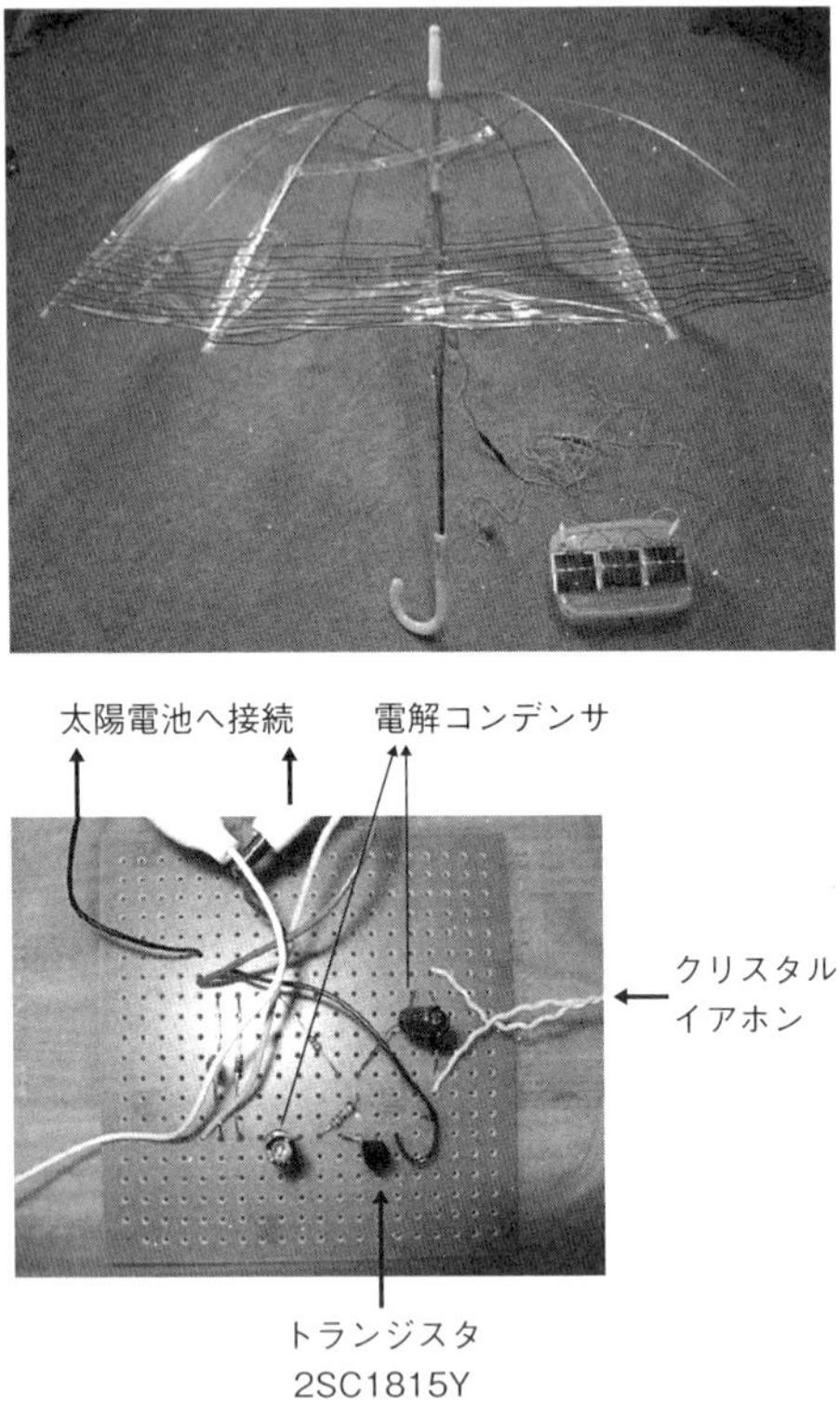

図9-3　AMラジオを作る
傘と太陽電池を利用した一石ゲルマラジオ。

う工作を行った。ここまでだと、単なる工作に終わるだけだが、どういう状況でラジオの受信がしやすいか（建物に遮られない高い場所にいる時、また電波のやってくる方向に対して傘を向ける時、最も感度が良くなる）、という観察を付けて報告したところ、賞を頂けた（図9－3）。

子どもはもう成人してしまったが、科学の楽しさは伝えられたのかな、と自負している。次は孫と実験出来ることを心待ちにしている。

注1　焼灼　焼灼は〝焼く〟という意味であるが、この場合は高周波電流を用いて組織を六〇度から七〇度前後に加熱して、交感神経の機能を部分的に遮断することである。

注2　長期作動薬　一般的に一回の投与で数か月間効果を示す薬剤のこと。

注3　薬剤アドヒアランス　用量、投与間隔、治療期間などについて、処方された通りに服薬すること。

注4　疾患感受性遺伝子　単一遺伝子病の原因遺伝子では、特定の遺伝子に変異があると必ず疾

患が発症する。それとは異なり、変異があると、ある疾患が発症しやすくなったり、逆に発症しにくくなったりする遺伝子のこと。

注5　ゲノムワイド関連解析（ＧＷＡＳ）　ゲノムワイド関連解析では、特定の疾患を持つ集団と持たない集団に分け、それぞれの遺伝子の違いをゲノム全体にわたり網羅的に調べる。その結果、特定の疾患を持つ集団で多く存在する変異（バリアント）を統計学的な手法で特定することで、疾患の原因となる遺伝子を推定する手法。

注6　遺伝子座　特定の遺伝子または遺伝子マーカーが存在する染色体上の特定の場所のこと。

参考文献

［1］Barbato E, et al.:*Renal denervation in the management of hypertension in adults. A clinical consensus statement of the ESC Council on Hypertension and the European Association of Percutaneous Cardiovascular Interventions (EAPCI)*. Eur Heart J. 44: 1313-30.2023.

［2］Kario K, et al.:*Consensus statement on renal denervation by the Joint Committee of Japanese Society of Hypertension (JSH), Japanese Association of Cardiovascular*

Intervention and Therapeutics (CVIT), and the Japanese Circulation Society (JCS). Hypertens Res. 47: 2624-32.2024.

[3] Bakris GL, et al.:*RNA Interference With Zilebesiran for Mild to Moderate Hypertension: The KARDIA-1 Randomized Clinical Trial*. JAMA. 331: 740-9.2024.

[4] Nakagami H, et al.:*Brief report on a phase I/IIa study to assess the safety, tolerability, and immune response of AGMG0201 in patients with essential hypertension*. Hypertens Res. 45: 61-5.2022.

[5] Kupper N, et al.:*Heritability of daytime ambulatory blood pressure in an extended twin design*. Hypertension. 45: 80-5.2005.

[6] Warren HR, et al.:*Genome-wide association analysis identifies novel blood pressure loci and offers biological insights into cardiovascular risk*. Nat Genet. 49: 403-15.2017.

第十章

Q&A

——診察室・患者・病気——

診察室にて――やさしい風景

Q 循環器内科とは。

A 循環器内科は、虚血性心疾患、心不全、不整脈などを代表とする心血管領域の疾患を診断、治療する診療科である。

当初は、循環器内科医の、急変時や救急外来で常に冷静な医師像に強い憧れを抱いたが、やはり内科なので、その後の病態の変化にも柔軟に対応出来る力が付く点も魅力だと考えている。例えば、以下のような場合である。

①初めは心筋梗塞で救急外来に運ばれたけれど、その数年後には不整脈や心不全が問題になる。

②大動脈の異常で外来に通院されていた方が、不整脈の発症をきっかけに心不全が顕在化する。

③先天性心疾患や心筋症で若年時より通院されていた方が、高齢になってきて虚血性心疾患を併発する。

最近は循環器内科の中でも専門分化が進んでおり、具体的には、虚血性心疾患に対するカテーテル治療を専門とする虚血チームや、弁膜症などの structural heart disease（SHD）に対するカテーテル治療をするチーム、さらには、心電図を解析し不整脈治療を行うカテーテルアブレーション（不整脈）チームもある。

また、心不全に対しては、「心エコー」を専門として心不全患者さんの血行動態の把握、重症度評価を行い、治療方針の決定に携わる心エコーチームや、心不全患者さんの病態把握や退院後の活動量の目安を提示する心臓リハビリテーションチーム、心臓CTやMRI、シンチグラフィの読影など画像を専門とするチームもあり、かなりの選択肢があるといえる。

もちろん臨床だけではなく、大学病院では基礎研究も充実している。

Q 自分自身で高血圧と判断して、循環器内科を受診する人はいる？

A 健診の普及により、高血圧を指摘されて病院に紹介される方は以前よりかなり増えている。また、家庭用血圧計も普及し、現在約四千万台存在していると推定されている。その結果、家庭で手軽に血圧がチェック出来るようになり、家族に勧められて受診するケースも多い。さらに、メディアによる啓蒙や、ネット上で確認出来るチェックリストの存在や、自己診断用のアプリなど、高血圧の存在を自覚出来る機会が増えている。

Q 他の科から、受診を依頼されるのはどんな場合。

A 外科系の科から、「手術前に手術が出来るかどうか評価を」という依頼が最も多い。

術前評価においては、これまでに循環器疾患がなくても、術前の病歴、身体所見から、様々な疾患が判明することもあり、注意が必要である。特に最近の高齢化により、内科疾患を多数合併した患者の手術が増えている。服薬歴、生活歴（喫煙、飲酒）、アレルギー歴についても詳細に調べる。とくに喫煙者であれば、すぐ禁煙することによって呼吸器合併症を減少出来ることだけでなく、長期の心血管疾患、呼吸器疾患リスクを減らすことも出来る。

　併存疾患がある場合には、手術に向けてなるべく良好な全身状態になるようにする。心不全の場合には、原疾患の評価、投薬の最適化、うっ血状態の適正化などである。進行性の悪性腫瘍のために、あまり最適化に時間をかけることが出来ない場合もある。

Q　ステント治療とは。

A　高血圧は動脈硬化の重要なリスク因子である。血圧が高い状態が続くと、血管の内膜がダメージを受け、ＬＤＬ－コレステロールなどの脂質が沈着しやすくなる。また、高血圧によって血管壁が厚くなることでも、動脈硬化が進行する。その結果、狭心症や心筋梗塞などの心疾患、脳出血や脳梗塞などの脳血管疾患が生じる。

　ステント治療は、動脈硬化によって狭窄した血管をバルーンで拡張後に留置される、金属のチューブ状のものである。これは、広げた血管がまた狭くならないように支える役割を持つ。その後、ステントを使って最初から大きな内腔面積を確保しておけば、「再狭窄」

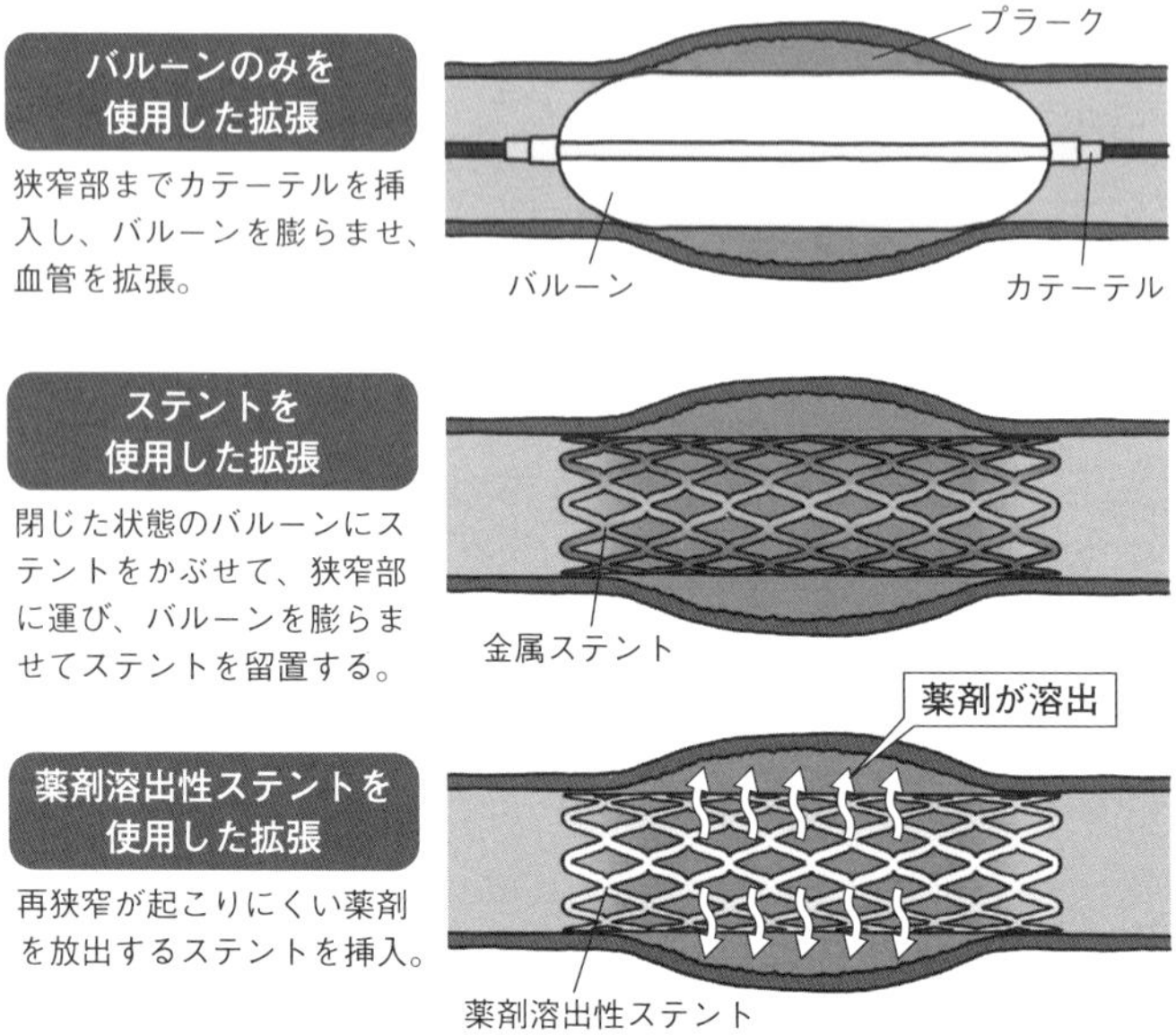
バルーンのみを
使用した拡張
狭窄部までカテーテルを挿入し、バルーンを膨らませ、血管を拡張。
プラーク
バルーン
カテーテル
ステントを
使用した拡張
閉じた状態のバルーンにステントをかぶせて、狭窄部に運び、バルーンを膨らませてステントを留置する。
金属ステント
薬剤が溶出
薬剤溶出性ステントを
使用した拡張
再狭窄が起こりにくい薬剤を放出するステントを挿入。
薬剤溶出性ステント

図10-1　狭窄した血管のステント治療の発展

現在は、狭窄を防ぐ薬剤が塗布されている金属のメッシュ状のチューブを病変部に留置し、血管の内腔を拡大・保持する治療が主流である。

という急性冠閉塞とともにバルーン治療におけるもうひとつの重大問題も回避出来る、ということがわかってきた。実際に、大規模研究によってバルーンだけによる治療よりステントのほうが、再狭窄が少ないことが証明されて、ステントは爆発的に普及した。その後、ステントから再狭窄が起こりにくい薬剤を放出するものが開発されて広く使われている。

Q 脳梗塞とは。

A 脳梗塞とは、脳の血管が突然詰まって、血流が途絶えるために、脳の神経細胞が死ぬ病気である。血流が止まると、細胞に酸素や栄養が供給されなくなり、脳の細胞は数時間以内に死んでしまう。脳の神経細胞は再生が出来ないため、脳梗塞を起こすと重大な後遺症を残すことが多く、状況によっては生命に関わる状態になる。少しでも後遺症を軽くするためには、出来る限り早く治療を開始して、脳の血流を改善させることが重要である。

脳梗塞の種類には、心房細動などの不整脈が原因となって左心房に生じた血栓が、心臓から脳に流れて詰まる「心原性脳塞栓症」や、脳血管の動脈硬化が原因となる「アテローム血栓性脳梗塞」、脳内の細い血管が閉塞する「ラクナ梗塞」などがある。ラクナというのは、ラテン語で「小さなくぼみ」という意味である。ラクナ梗塞が起こるのは非常に細かい血管で障害部位が小さいため、明らかな症状がないこともある。

高血圧が原因となるのは、脳梗塞の中では、脳や頸部の動脈硬化が原因となる「アテローム血栓性脳梗塞」と「ラクナ梗塞」である。

Q 脳卒中とは。

A 脳卒中には、血管が詰まって起こる脳梗塞、血管が破れて起こる脳出血、脳動脈瘤という血管のふくらみが突然破裂することによる「くも膜下出血」の、三つが含まれる。また、脳梗塞が起きかかったものの、症状が短時間で消失してしまう一過性脳虚血発作（脳卒中の前触れ）という病気もあるが、この一過性脳虚血発作は通常は脳卒中に含めない。これらの病気のいずれによっても、半身麻痺、言葉の障害、意識の障害などが生じるが、原因が異なるため、治療法も異なる。

脳出血は、脳内出血と呼ばれることもある。一般的に、脳出血は脳梗塞よりも後遺症が残ることが多く、死亡率も脳梗塞より高い。脳出血の主な原因は、高血圧と脳アミロイド血管症である。高血圧性の脳出血は脳の深部で好発し、脳アミロイド血管症に起因する脳出血は、脳の表面で発症することが多い。脳アミロイド血管症は、アミロイドというタンパク質が脳血管に沈着することで、脳出血、認知症などの原因となる。アルツハイマー病の発症とも関連しており、認知症にも十分な注意が必要である。

くも膜下出血では、脳動脈瘤が破れることにより、突然の頭痛や意識障害などの症状が出現する。脳の表面を走る血管の一部が瘤状に膨れて生じた脳動脈瘤が突然破裂して発症する。脳動脈瘤が破裂すると、脳の表面を覆うくも膜という薄い膜の内側に出血するため、くも膜下出血と呼ばれる。くも膜下出血は脳卒中の中では死亡率が高く、重症の脳卒中である。

Q 脳梗塞と脳出血、くも膜下出血の前兆の違いは。

A 脳梗塞の前兆としては、一過性脳虚血発作が挙げられる。一過性脳虚血発作の原因には、首にある動脈（頸動脈）の動脈硬化がある。頸動脈に動脈硬化があると、血管の内側の壁に小さい血栓が出来やすくなり、何かの拍子にその血栓がはがれ、血流に流されて、脳や目の血管に詰まってしまう。

一過性脳虚血発作の症状としては、以下のものがある。

- 急に片側の手や足がしびれる。顔の半分がしびれる。
- けいれん発作が起きる。

・激しい頭痛が起きる。
・意識を失う。
・舌がもつれて呂律《ろれつ》が回らない、上手くしゃべれない。
・自分の話したい事が話せない。
・どちらかの目が見えにくくなる。視野が狭くなる。
・吐き気や嘔吐がみられる。
・めまいがする。
・箸を上手く持てない。
・立っていてもバランスがとれず、力が入りにくい。上手く歩けない。

これらの症状は、二十四時間以内（多くは一時間以内）に治まる。しかしこうした発作によって脳梗塞のリスクが高くなるので、一過性脳虚血発作の治療は、脳梗塞の予防という意味でも重要である。

脳出血については、突然血管が破れて発症するため、前兆を見出すことは難しいが、くも膜下出血の予兆としては、以下が挙げられる

・血圧が激しく上昇・下降する。
・急な頭痛（頭痛はそれほど強くない場合もある）。
・視力低下、めまい。
・吐き気や嘔吐。

こうした前兆症状は、しばらくすると治るが、その数日後に大きな発作を起こす例がある。

日頃から生活習慣に気を付けて、症状を認めた場合はすぐ受診し早期の治療を受けることが必要である。

Q 塩分一日六グラムは、どうやって計るのか。

A 高血圧の方は、一日の食塩摂取の目標量は六・〇グラム未満とされている。具体的に言えば、塩小さじ一杯分、醤油大さじ二杯分が塩分六グラムに相当する。塩分には「調味料に含まれる塩分」と「食品に含まれる塩分」がある。調味料に含まれる塩分とは、味付けとして使う醤油やソース、味噌などに含まれる塩分で、こちらは比較的調整しやすい。一方、食品に含まれる塩分とは、ハムや漬物、練り物などの加工食品に、あらかじめ加えられている塩分であり、計測は難しい。食事から、加工食品を出来るだけ減らすように意識することが減塩の工夫として推奨される。

一方、一日に摂取したナトリウムの九五パーセント以上が腎臓から排泄されるため、古くから、二十四時間蓄尿から測定したナトリウム摂取量の推算が最も信頼度が高いとされている。

しかしながら、尿を一日ためて医療機関に持っていくことはほぼ不可能である。そこで随時尿のナトリウムとクレアチニン（筋肉が運動をする際に必要なエネルギーを生み出したあとの老廃物）濃度を測定し、二十四時間尿クレアチン排泄量予測値を用いて一日の食塩摂取量を推定する方法が考案されている。

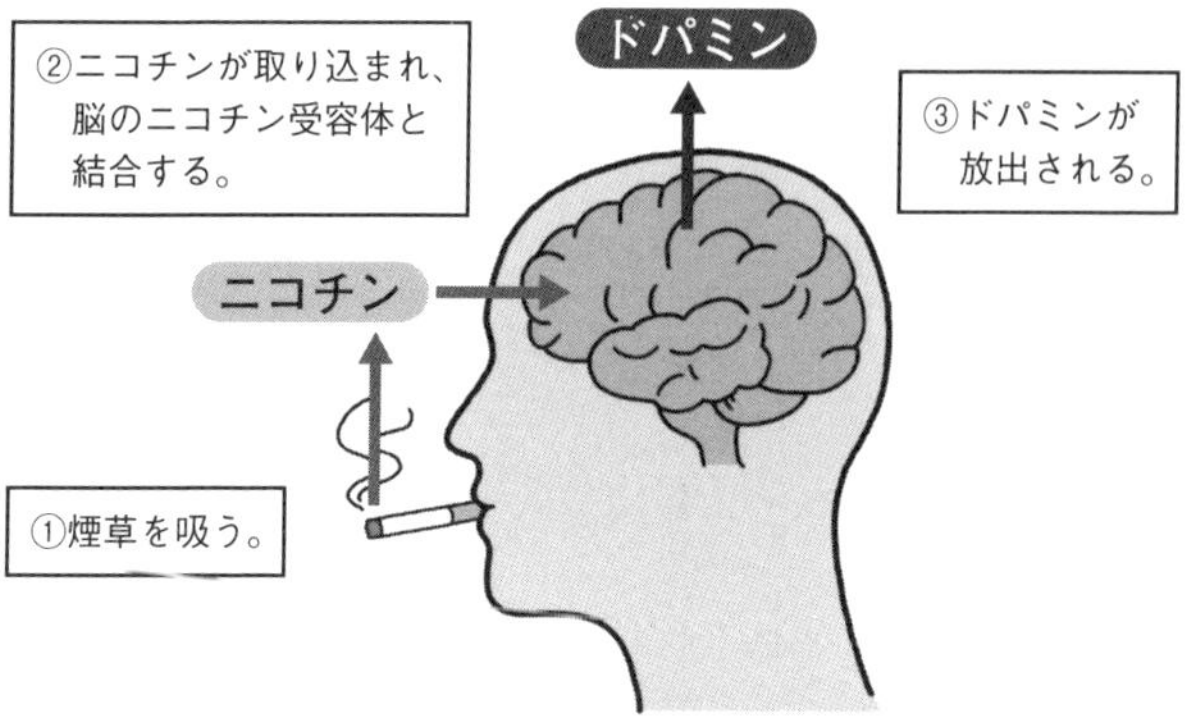
②ニコチンが取り込まれ、
脳のニコチン受容体と
結合する。
ドパミン
③ドパミンが
放出される。
ニコチン
①煙草を吸う。

図10-2　喫煙と脳の関係

喫煙により、ニコチンが脳に到達すると、ニコチンはその受容体と結合して、脳内にドパミンを放出させる。放出されたドパミンは快感や快楽をもたらす。

Q　喫煙の害。ニコチンはどんな悪さをする。

A　ニコチンは、アルカロイドの一種で、神経毒性の強い猛毒であり、化学物質としては毒物に指定されている。

煙草の葉に含まれており、喫煙によって煙から体内に取り込まれる。血液中のニコチンが、中枢神経にある受容体に結合すると、脳内にドパミンを供給する。ドパミンが脳内に増えた時、人は「気持ちがよい」、「ストレスがとれた」という感覚を覚える。喫煙者が煙草を吸って「おいしい」、「ホッとする」と思う理由である。

喫煙の習慣をなかなか止めることが出来ないのは、この仕組みによって強い薬物依存が引き起こされるためである。一方、ニコチンは、強い血管収縮作用があるため毛細血管を収縮させ血圧を上昇させる。また、ニコチンが分解・代謝されることによって生み出されるニトロソアミン類は発がん性があることが知られている。

Q お酒は、適量というが、どの程度が適量か。飲み過ぎると血管にどんな害を及ぼすか。

A 仕事の疲れやストレスを解消するためにも、適量のアルコールは身体に良いと言われている。ただし、この「適量」がむずかしい。少量のアルコールは血管を広げて血圧を下げるが、過度の飲酒は血圧を上げる。その理由としては、アルコールに血管を狭くする作用や、心臓の拍動を速める神経を活発にさせる作用があるためである。また、酒のつまみには塩分が多く含まれているものが多く、塩分摂取過多に繋がる。

患者が問う――自分の身体のことが知りたい

Q 高血圧の病名は何種類ぐらいあるのか。

A わが国を含めた世界のほとんどのガイドラインで、診察室血圧一四〇／九〇㎜Hg以上を高血圧としている。そして、日本のガイドラインにおいて、家庭血圧値で一三五／八五㎜Hg以上を高血圧としている。さらに、血圧値が上昇するにつれて、Ⅰ度、Ⅱ度、Ⅲ度高血圧という分類もある（第四章、五五頁参照）。

また、診察室で測定した血圧が高血圧であっても診察室外血圧が非高血圧である「白衣高血圧」という用語がある。一方、診察室血圧が非高血圧であっても診察室外の血圧では高血圧を示す状態である「仮面高血圧」という用語もある。そして、仮面高血圧に含まれる病態として、「早朝高血圧」、「昼間高血圧」、「夜間高血圧」という分類がある。それぞれ異なった理由によってそれぞれの時間帯に高血圧を示す状態である。血圧の日内変動を測定して、確認することが望ましい。

さらに、原因がわからず、生活習慣の乱れや遺伝が原因で、全体の九〇パーセントを占める「本態性高血圧」と、血圧上昇の原因となるはっきりした病気がある「二次性高血圧」という分類もある。

Q 「難治性高血圧症」と診断されたが、「難治性」をどのようにとらえればいいか。「治らない」「治りにくい」？

A コントロール不良の高血圧を「治療抵抗性高血圧」と呼び、さらに五剤以上の降圧薬を用いても血圧が目標値に達しない高血圧は「難治性高血圧」と定義されている。

難治性高血圧の場合には、その要因を考慮して、適切な対策をとることが重要である。測定方法が適切であれば、その要因としては、白衣高血圧、服薬管理の不良、生活習慣（食塩摂取の過剰、肥満、過度の飲酒）の問題、睡眠時無呼吸症候群、腎障害、降圧薬の組み合わせ・用量が不十分、血圧を上昇させうる他の薬物や食品の使用、二次性高血圧などが挙げられる。治らない訳ではなく、適切な時期に高血圧専門医に相談することが望ましい。

Q お薬の処方はどのようにされるのか。朝・晩の使い分けは。

A 最新の研究結果では、集団でみた場合には、降圧薬を服用する時間帯（朝または夜）によって、心筋梗塞や脳卒中などの心血管イベントの発生率や死亡リスクに有意な差はないことが明らかにされている。また、骨折や緑内障、認知機能低下などのリスクにも、服用時間による差はなかった。ただ、個々の例においては、一日の血圧変動を測定して、最適な服用時間を見付ける、あるいは他の併用薬との組み合わせを考えるなど、それぞれに最適な服用時間を決めることが重要である。その上で、飲み忘れが無くなるような工夫も必要となる。

Q 降圧薬で正常血圧に戻った場合、薬の処方は変わるのか。

A この質問と同様に、よく尋ねられるのが「高血圧症の薬（降圧剤）は、一度飲み始めたら一生やめられないのでしょうか」という質問である。

降圧剤は、飲んでいる時のみ血圧を下げるが、高血圧を根本原因から治す薬ではない。

また、加齢とともに血圧は上昇するので、高血圧症が自然に治ることはあまり期待出来ない。こうした理由から、ある年齢で降圧剤が必要と診断された方は、その後もずっと降圧剤が必要であるということになる。生活習慣の改善（減量や減塩）により降圧剤の種類や量が減ることはあるが、完全に不要になることはまれである。主治医の先生とよく相談して、適切な血圧管理を続けることが大事である。

Q 血圧の一番良い数値が昼に出るのは。

A 血圧には日内変動があり、血圧値が高くなる時間帯は人によって異なる。通常の日内変動では血圧は夜になるにつれて下降し、睡眠中には日中よりも一〇パーセントから二〇パーセント程度低くなり、早朝からは活動の準備のために少しずつ上昇する。また血圧は日内変動以外にも様々な要因で変動する。そのため、病院や診療所などで測定した血圧（診察室血圧）が正常な範囲内に収まっていても、早朝や夜間、昼間など特定の時間、あるいは職場など医療機関以外の特定の場所で高血圧を示すことがあり、このような血圧の状態を仮面高血圧と呼ぶ。

昼に正常血圧が出るのは、朝服用した降圧剤が昼間に効果が出ているだけかもしれないが、朝夜が特に高い場合は、仮面高血圧の中に分類される、早朝あるいは夜間に高血圧を呈している可能性がある。

特に早朝高血圧は脳、心臓、腎臓すべての心血管疾患のリスクと関連していて、将来の脳卒中のリスクや後期高齢者の要介護リスクが高くなる。また、高血圧の治療中の方で診察室血圧は良好にコントロールされていても服薬直前の早朝に血圧を下げる効果が最も減少していることもあり、十分な効果を得られていないケースもある。

夜間血圧は昼間血圧よりも変動幅が小さく、その平均値の増加はより強く心血管疾患のリスクの増加、認知・身体機能低下と関連している。さらに、早朝・就寝時に測定した家庭血圧が正常域にあっても、夜間血圧のみ高い方では血管障害が進行して心血管疾患のリスクも高くなる。

Q 血液検査でわかることは。

A 高血圧の治療法は、患者さんの状態や高血圧の原因、種類によって異なる。そのため、単に血圧を測るだけではなく、必要に応じて血液検査を行う。高血圧で行われる血液検査は、高血圧のほかに脂質異常症や糖尿病などを合併していないか、また腎臓機能の低下、ホルモンの異常など高血圧を引き起こす病気が隠れていないかを調べるために行う。

もちろん、健診と同様に定期的な一般採血項目のチェックも大事である。

Q 血液検査の「安静にした後の採血」の「安静後」のメリットは。

A 高血圧の約八〇から九〇パーセントは遺伝的背景と生活習慣が原因とされる本態性高血圧で、残り一〇から二〇パーセントは二次性高血圧である。二次性高血圧には腎性高血圧と、原発性アルドステロン症（PA／副腎皮質の病変により血中のアルドステロン濃度が上昇する病気）やクッシング症候群（副腎皮質ステロイドホルモンの一つであるコルチゾールが過剰に分泌され、満月様顔貌や中心性肥満など特徴的な症状を示す病気）、褐色細胞腫（交感神経に働くホルモンであるカテコラミン〈アドレナリン、ノルアドレナリンなど〉の産生能を有する腫瘍）などの内分泌性高血圧がある。

なかでもＰＡは高血圧の約一〇パーセント、特に難治性あるいは重症高血圧の約三〇パーセントを占め、推定患者数は二百万から四百万人、二次性高血圧の中で最も頻度の高い疾患である。この場合は、レニン活性、アルドステロン濃度を測定するが、測定値は採血時刻、体位、降圧薬などにより影響されるために、採血は午前、十五分間安静後の座位（可能な限り三十分安静臥位）で行うことになっている。

その他、安静後に採血する項目としては、カテコラミン、コルチゾールなどがある。

Q 血圧を正常に保つために、日常生活で気を配らなければならないことは。

A 日本人の高血圧の最大の原因は、食塩の摂り過ぎである。また、若年・中年の男性では、肥満が原因の高血圧も増えている。もちろん喫煙、飲酒、運動不足も高血圧の原因である。個人によって重視すべき点は異なるため、かかりつけ医とよく相談することが大事である。

Q 患者は薬を減らしたがる。ただ、「今は減らせない」ということであれば、医師は患者の納得を得るために、その旨をどういう言葉で伝えるのか。

A 降圧薬を服用すると、血圧を下げ、血圧値を安定させることが出来る。さらに、血圧を下げる目的は、脳血管障害や、心筋梗塞、心不全などの重篤な病気の発症を予防することである。脳心血管系の疾患の発症は動脈硬化の進行によることが多いが、高血圧も、老化や脂質異常症とともに、動脈硬化の原因である。降圧薬によって血圧を下げることで、動脈硬化の進行を遅らせることが出来る。逆に、降圧薬を服用せずに、高血圧の状態を放置していると、動脈硬化が進行し、脳血管障害梗塞、心筋梗塞、心不全などの大きな病気のリスクを高めることになる。

つまり、患者さんには、「降圧薬を服用する目的は、重大な疾患を予防し、健康寿命を延ばすことにある」と説明することになる。内服薬の数が問題の場合は、最近は複数の薬剤を一つにした合剤もあるので、かかりつけ医と相談するのが良いであろう。内服薬の数に一喜一憂するのではなく、毎日の血圧の測定、生活習慣の改善の継続、定期的な受診を続けることが、高血圧治療の基本である。

病気という怪物――なぜ病気は生まれたのか

Q ヒトはなぜ病気になるのか。

A 我々の身体は大変巧妙に作られている。例えば、心臓は血液を送り出すポンプ、と単純に考えられていたが、実は内分泌臓器の側面もあることが知られている。うっ血や高血圧、あるいは心臓自体の病気で心臓に負荷がかかると、心臓からホルモンが産生されて、尿量を増やし血管を拡張させて心臓の負荷を減らす方向に働く。即ち巧みな自己調節系があると言える。このような精密な機能と構造は、長い進化の歴史の中で、主として環境への変化を通じて作り上げ、維持されてきたと考えられる。

それでは、なぜ人には多くの疾患があるのだろうか。これには最近の進化生物学の観点から一定の解釈が可能である。心臓を例に挙げると、心疾患には冠動脈疾患が多い。これは主には冠動脈の動脈硬化によって生じるが、動脈硬化の大きな原因はコレステロールの過剰である。コレステロールは細胞膜の構成成分やホルモンの原材料として必須であるが、これが過剰になると血管内に蓄積して動脈硬化が始まる。人間の社会の変化で、コレステロールの摂取が増えたために、現在では重要な死因の一つになってしまったと言える。

Q 文明の発達と病気の増殖（広がり）の関係は。

A 文明の発達と病気の関係については、スペイン風邪の例がわかりやすい。今から百年以上昔の、第一次世界大戦の最中に、原因不明の病原体が人類を襲った。初めは単なる風邪のようであるが、症状が急激に悪化し肺炎を起こして、あっという間に死に至る。これが一九一八年から一九一九年に世界を大混乱に陥れたスペイン・インフルエンザの世界的な大流行である。

もちろん当時、原因は不明であり、原因究明は一九九〇年代になりようやく行われた。アラスカの永久凍土に埋葬されたスペイン・インフルエンザの犠牲者の肺の組織や、米国陸軍病理学研究所に保管されていた病理検体からウイルスゲノムの遺伝子配列を決定することが出来、病気の正体はH1N1亜型のA型インフルエンザウイルスであったことが証明された。

スペイン・インフルエンザの最初の波（第一波）は、一九一八年春に米国の陸軍基地で発生したのち、米軍の移動とともにヨーロッパ戦線へと拡がった。そして、一九一八年秋に世界中でほぼ同時に始まった第二波では、原因ウイルスが第一波と比べて十倍以上致死性が高く変化しており、多くの感染者が重篤な肺炎を起こして死亡した。さらに、一九一九年の春から秋にかけて流行した第三波を最後に一九一八から一九一九年のスペイン・インフルエンザの流行は終息したが、この世界的な広がりの原因は、第一次世界大戦という「急速な人の移動」にあるということがわかる。

一方、現代では百年前とは比較にならないくらい多くの人・モノが迅速に世界中を行き来しており、コロナウイルスのパンデミックでも明らかなように、感染症の広がりがものすごく速い。情報を多くの国で共有し、迅速な対策をとることがますます必要となってくる。

Q 死亡率が高い病気はがんと動脈硬化と言われるが、その理由は。

A がんと動脈硬化が死亡率の高い病気とされる理由は、それぞれの病態や進行の特徴に、その要因がある。

がんは初期段階で自覚症状が少ないことが多く、発見時には既に進行している場合がある。特に進行したがんは治療が難しく、予後が悪くなる傾向がある。

さらに、がん細胞は血液やリンパ管を通じて他の臓器に転移する能力がある。転移が進むと治療の選択肢が限られ、命に関わるリスクが高まる。特に、がんは肺、肝臓、脳などの重要臓器に発生する場合があり、これらの臓器の機能を直接妨げることも生命予後を悪くさせる要因である。

一方、動脈硬化は心臓（冠動脈疾患）や脳（脳梗塞）への血流を妨げる。これらの臓器の血流障害は急性で致命的な結果をもたらすことがある。動脈硬化が進行すると、心筋梗塞や脳卒中などの急性疾患を引き起こす可能性が高まる。

これらは予兆が少なく、適切な医療が間に合わない場合に死亡に至ることがある。動脈硬化は長年にわたって進行し、症状が現われた時には病態が重篤化していることが多いのはがんと共通する点である。

がんと動脈硬化はどちらも生活習慣や加齢に関連しており、予防可能な側面があると言える。早期発見・治療や、禁煙、食生活の改善、適度な運動などの生活習慣の改善がリスクを低下させる鍵となる。がんと動脈硬化は異なる病態を持ちながらも、どちらも主要な死因となり得るため、継続的な研究や対策が求められている。

Q 高血圧の歴史はたかだか百年というが、古代からあったのでは？

A 高血圧という「疾患概念」は百年程度である。

それは、血圧の測定法が開発され、高血圧の存在が明らかにされたためだ。一八九六年イタリアの医師、リバ・ロッチがカフを利用して人の血圧を正確に計る方法を開発した。これは、現在広く用いられている血圧計の原型で、圧迫帯（マンシェット、カフ）と加圧のためのゴム球、水銀圧力計、これらを連結するゴム管と弁により構成されたものである。

さらに、一九〇五年になってロシアの外科医、コロトコフが聴診器を用いて最低血圧（拡張期圧）も計れる血圧測定理論を示した。

つまり高血圧は昔から存在していたと考えられる。それは高血圧が重要な原因となる脳卒中が古くから知られているからである。実際、ヒポクラテスはこの疾患について、「脳の損傷部位と反対側に麻痺や痙攣が起こり、四十歳から六十歳の人に多い」と述べている。

古代中国の書物に記述される、「邪風にあたり（中り）うち倒れる」という意味の「中風《ちゅうふう》」という病気が、現在の脳卒中であり、上杉謙信が中風にかかっていたという記録もある。

Q ヒトはなぜ高血圧になるのか。血圧と脳の関係は。

A 高血圧は脳出血や動脈硬化、心不全を生じるので、生存競争に不利である。それにもかかわらずヒトが高血圧になるのには、進化生物学的に有利な側面があったと説明されている。

かつて生物が海から陸上に進出した時に、循環系は大きく変化した。即ち、重力にあらがって血液を循環させる必要があったからだ。魚の血圧は二〇㎜Hg程度であるが、両生類では三〇㎜Hg、ヒトでは一二〇～一四〇㎜Hgとされている。

こうした血圧を維持するために、心臓は四つの部屋を持ち、肺循環と体循環を分けて、かつ全身に血液を送り出すために、左心室の筋肉を発達させた。こうして高い血圧を維持し、身体のすみずみまで血液を送り出せるようになったため、ヒトは活発な活動が出来るようになった。

さらに、血圧の調節には脳が大きい役割を果たしている。血圧が低下すると交感神経系が興奮し、血圧を上昇させる。また、交感神経は防衛反応、緊急反応の場合にも興奮する。即ち、敵に遭遇した場合に、速やかに交感神経が緊張し、血圧の上昇、脈拍の増加の反応を生じて、敵と戦う、あるいは速やかに逃げる、などが可能となった。

Q 病気から身を守るために、「かかりつけ医」を持つことの必要性は。

A かかりつけ医を持つことには、多くのメリットがある。特に、健康管理や医療体験の質を向上させるうえで重要である。まず、定期的に診察を受けることで、医師が患者の病歴や健康状態を詳しく把握出来る。これにより、早期発見や適切な治療が可能となる。そして、健康診断やワクチン接種、生活習慣病のリスク管理など、病気の予防を効率的に行える。

さらに、症状が出た際に気軽に相談出来、適切な対応を得られるので安心感がある。一方、必要に応じて、信頼出来る専門医や医療機関を紹介してもらえる。また、長期にわたり同じ医師に診てもらうことで、信頼関係が深まり、健康に関する相談がしやすいのも利点であり、その際に、医師は患者の生活背景や価値観を理解しているため、個別に最適な医療アドバイスが可能となる。

Q 未来を見据えて、病気にかからない工夫は？「治癒」から「罹患しない」へ。

A 未来を見据えて病気にかからないためには、予防医学の視点を取り入れ、健康的な生活習慣を築くことが重要である。

健康的な生活習慣を築き、栄養バランスの取れた食事をすることが肝要である。そのためには以下の点が挙げられる。

①野菜・果物を多く摂る：ビタミンやミネラル、食物繊維が豊富で免疫力を高める。
②過剰な塩分・脂質・糖分を控える：高血圧や動脈硬化、糖尿病のリスクを減らす。
③タンパク質を適量摂取：筋力維持や免疫力向上に役立つ。
④適度な運動は疾患の予防に重要である。運動の種類としては以下がある。

- 有酸素運動：心肺機能を向上させ、生活習慣病を予防する（例：ウォーキング、ジョギング)。

• 筋力トレーニング：基礎代謝を上げ、加齢に伴う筋力低下を防ぐ。
• ストレッチやヨガ：柔軟性を高め、怪我を防ぐ。

また、質の良い睡眠も重視されている。六時間から八時間の睡眠が推奨されており、睡眠の質を上げるためには、寝る前のスマホの使用を控え、規則的な就寝・起床時間を守ることが大事である。

もちろん、ストレス管理も大事であり、趣味や瞑想、深呼吸の重要性が指摘されている。さらに、友人や家族と定期的にコミュニケーションをとることもストレスを減らすことに繋がる。

毎日の小さな工夫の積み重ねが将来の健康を大きく左右する。無理をせず、自分に合った方法を取り入れながら、健康寿命を延ばすことを目指したい。

終　章

私が循環器内科を選んだ理由

―― 研究対象が知的好奇心を刺激 ――

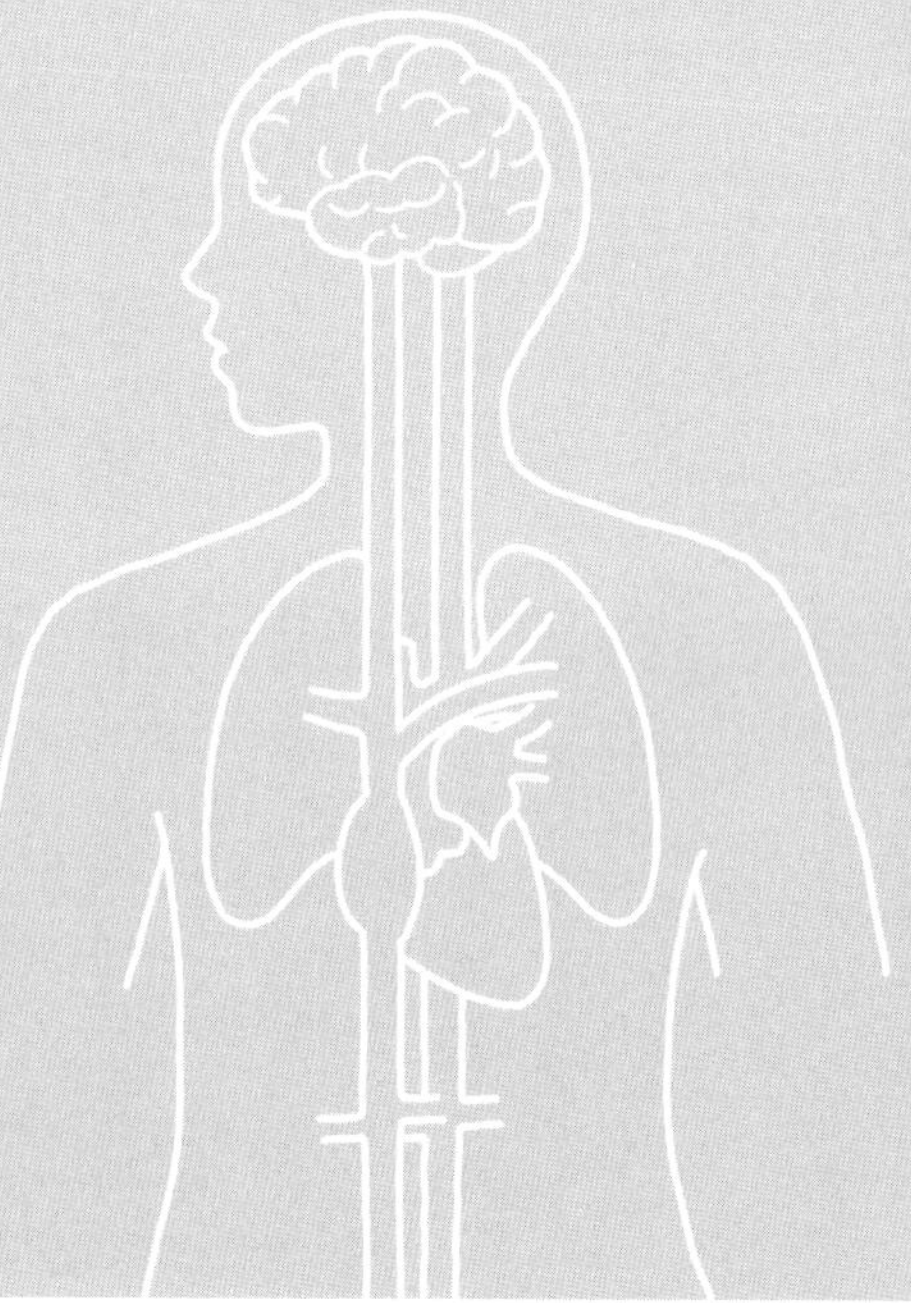

学生時代から研修医時代

循環器内科は病気の原因とそれを引き起こすメカニズムが論理的で、学生時代から魅力を感じていた。ただ、外科も同様に論理的で、さらに自分の行った仕事の結果がすぐに目に見える形として現われる、という点で捨てがたいと思っていた。

しかし、長い医師人生で外科を続けることの大変さも同時に感じていた。当時は卒業時に大まかに進路を決める（内科あるいは外科系など）仕組みだったので、最後まで悩みに悩んで、一旦外科と書いて提出した用紙を締め切りの最終日に内科に変更したことを覚えている。

その後、内科研修医時代に出会った先輩医師（当時大学で研究中）が急性期の循環器治療について熱く語って下さったことが契機となり、これしかないと思い循環器内科を選択した。私は論理的に考えることと手先を使うことが好きだったので、循環器内科が内科的・外科的両方の側面を持ち合わせている点にも魅力を感じていた。

実際、研修中に救急車で運ばれて来て、目の前で苦しんでいた患者さんがカテーテル治療を受けて元気に退院していく姿を見ると、非常に充実感を感じた。特に当時は「経皮的冠動脈形成術（バルーンで狭くなった冠動脈を拡張する治療）」が日進月歩であったが、私の研修医時代に「ステントによる冠動脈の治療」が始まった。この「ステントによる冠動脈の治療」は、循環器内科を目指す私の背中を押した。

大学院へ

研修を終えると大学院に進学する、というのがその頃の通常のコースであったので、何が今の治療に足らないのか、ということは研修中にも常々考えるようにしていた。ただ、今ほど情報があふれている訳でもなく、医学部卒業前に読んだ立花隆氏と利根川進博士との『精神と物質』という対談本の影響で、なんとなく「分子生物学」にあこがれていた。大学院への進学時期が近くなって分子生物学の教科書を復習していて、「循環器疾患発症に重要な遺伝子発現制御」の研究を「分子生物学手法」を用いて研究してみたいと漠然と思うようになった。

私が大学院生だった当時は、それほど精密な機械がある訳でもなく、使いやすい実験キットも少なく、手作り感のある実験手法ばかりであった。そんな中で大学院での研究「心筋梗塞後の心臓で、力学的負荷が炎症反応を生じさせている」は、それなりに興味深い実験結果をもたらした。ただ、まだまだ不完全燃焼感は残っていた。

留学

大学院卒業後、幸いなことに「日本学術振興会」の特別研究員になり、研究を続けられる環境を得た。そこで、「力学的負荷」と「炎症」を繋ぐものを明らかにしたいと思い、p38MAPK（p38マイトジェン活性化プロテインキナーゼ／タンパク質リン酸化酵素の一つで、転写及び翻訳レベルで炎症性サイトカインの生合成にとって重要な調節因子）という炎症をつかさどる分子をクローニングした「スクリップス研究所」に留学することにした。そして、p38MAPKから細胞死に至る経路の重要な遺伝子を明らかにするために、レトロウイルスを用いて遺伝子にランダムに変異を入れ、細胞死が起きないクローンをとってくるという実験を始めた。

不思議なことに、うまくいかない時期が長かったにもかかわらず、研究は根気よく続けることが出来た。若くて体力があったこともあるが、研究対象が知的好奇心を刺激していたのだろう。結果的にいくつかの思いもよらない遺伝子が得られ、論文発表も出来た。同時にタンパクにならない「非コードRNA（タンパク質をコードしないノンコーディングRNAの一種。転写、翻訳、エピジェネティクスなど生体内の多様なプロセスに関与するものが知られている）」が変異した細胞でも細胞死が起きなくなることを発見した。これが私と「非コードＲＮＡ」との出会いであった。しかし、この「非コードＲＮＡ」の機能までは明らかにすることは留学中には出来ず、この時もまだまだやり残したことがあると感じていた。

帰国後の研究と大学院教育

帰国後、大学で研究室を持てるようになり、上記の「非コードＲＮＡ」に含まれる、マイクロＲＮＡと呼ばれる短いＲＮＡや、もっと長い「非コードＲＮＡ」と循環器疾患についての研究を開始した。この研究は、多くの大学院生にも興味をもってもらえたことで、順調に進んだ。

中でも、マイクロＲＮＡ－33が無いマウス（マイクロＲＮＡ－33欠損マウス）を作ったところ、このマウスでは動脈硬化や動脈瘤、心臓の線維化、脂肪肝炎などが改善することがわかった。現在、マイクロＲＮＡ－33を抑制出来るような核酸医薬の開発に向けた研究を進行中である。また、心臓のエネルギーを改善させることで、心筋梗塞や心不全の治療に繋がるような薬剤も開発中である。

その一方で、日本において、研究力の低下が深刻だと言われているが、特に、医学領域ではその傾向は著しく、若手医師の研究離れが指摘され、それが大学院入学者の減少に表われている。医師の診療負担が増加する中で、研究時間は短縮している。さらに、働き方改革が若手医師の研究時間の確保をさらに困難にしている。

これからどうなるかもう少し様子を見てみないとわからないが、ｉＰＳ細胞やｍＲＮＡワクチンの開発と医学応用の例をとっても、臨床の課題に根差した医学研究の重要性は明らかなので、日本における若手研究医の減少が、未来の医療と国民の健康増進をそこなうことが懸念される。

なんとか若手医師に研究の面白さ、重要性を繰り返し伝えていきたいと思っている。

臨床と研修医教育

循環器内科は、急変時や救急外来で侵襲的加療を行う診療科というイメージが大きい科である。実際、急性心筋梗塞や急性心不全、大動脈解離などの循環器系の緊急性の高い疾患に対する診断と治療は、迅速な行動と専門知識が必要で、循環器内科医は、これらの緊急事態に迅速かつ適切に対応することが重要である。

それと同時に、循環器内科医は、心臓や血管系の健康に関する専門知識を持ち、患者の健康を支援する役割を果たさなければならない。心臓病や血管疾患は、世界的に見ても主要な死因の一つであり、循環器内科医には、これらの疾患の予防、診断、治療に携わることで、多くの人々の健康を改善することが期待されている。

同時に大学病院は教育機関でもあるので、こうしたことを多くの研修医、専攻医に教育していく必要性を改めて感じている。

予防可能な病・高血圧

心血管疾患を引き起こすリスク因子としては、高血圧、高コレステロール血症、喫煙、糖尿病、肥満、運動不足、ストレス、さらに遺伝的要因が挙げられる。

本書はこの中でも、特に高血圧について、フォーカスした。高血圧患者さんの数は非常に多い。それにもかかわらず、しばしば無症状であるため、自覚しにくいこと、また予防出来るにもかかわらず、みすみす合併症まで発症してしまう例がとても多いことが残念だからである。

出来るだけ、正確さをそこなわない記述を心がけ、正しい知識が多くの方に広まれば、本書の目的の一端を果たし得ると考えている。

《謝辞》

この本を作る過程で、編集の西川照子さん、デザイナーの木野厚志さんに大変お世話になりました。

また患者さんからの質問に答えることでこの本のわかりやすさが増したと思います。この本の刊行に関わって下さったすべてのみなさんに感謝申し上げます。

ランニング　134-136
利尿薬　83, 85, 87, 89, 124
リハビリ　59, 157
レニン・アンジオテンシン系　62, 73, 84, 119, 124, 142
レプチン　23, 30
ロッチ, リバ　181
呂律　68, 164
ワクチン　93, 141, 142, 183, 192

欧　文

AAA　→腹部大動脈瘤
ABPM　→二十四時間血圧モニタリング
ACE阻害薬　15, 16, 84, 86, 87, 89
ARB　15, 16, 84-87
BMI　98-100, 107
CDK　→慢性腎臓病
COPD　60
COVID-19　14, 15
CT　65-67, 157
dipper　14
DNAマイクロアレイ　24, 31
eGFR　→推算糸球体濾過量
GWAS　→ゲノムワイド関連解析
HTP　101, 102, 107
INTERSALT　112, 124
iPS細胞　27, 32
MRA　66
MRI　60, 65, 66, 157
NIPPON DATA　99
NSAIDs　→非ステロイド性抗炎症薬
PCI　→経皮的冠動脈形成術
siRNA　141
SPRINT試験　4, 61
structural heart disease　157

ノルアドレナリン　30, 85, 94, 175

ハ　行

排泄　10, 73, 83, 85, 94, 121, 123, 166
白衣高血圧　12, 22, 36, 132, 169, 170
ハッサク　84
非ステロイド性抗炎症薬　25, 31
ヒトゲノム　24
ヒポクラテス　181
肥満　2, 3, 9, 14, 20, 22, 23, 30, 57, 80-82, 98, 99, 107, 121, 131, 170, 174, 175, 193
非薬物療法　98, 107
不安定狭心症　146
フェニルプロパノールアミン　26, 31
副交感神経　13, 14, 130
副作用　20, 26, 27, 65, 83, 85, 89, 90, 143
副腎　20, 30, 31, 94, 107, 124, 174
腹部大動脈瘤　64, 69
不整脈　40, 57, 59, 61, 66, 67, 74, 86, 130, 156, 157, 161
プラセボ対照ランダム化比較試験　62, 72
フレイル　130, 136
閉塞性動脈硬化症　9, 63, 65
β遮断薬　64, 73, 83, 86, 87, 129
本庶佑　92
本態性高血圧　20, 90, 95, 140, 142, 143, 170, 174

マ　行

マイクロRNA　144-146, 191
前向きコホート研究　80, 102, 103
末梢血管　8, 9, 23, 26, 42, 52, 85
マルファン症候群　64, 73
慢性腎臓病　11, 12, 16, 63, 85
慢性閉塞性肺疾患　→COPD
脈圧　22, 52, 54, 56, 66
脈拍　15, 39, 129, 183
脈波伝播速度検査　68
無症候性脳梗塞　60
メタアナリシス　80, 81, 99
メタボリックシンドローム　59, 99, 100, 135
めまい　39, 40, 68, 85, 131, 164, 165
免疫機能　14
メンデル　28
モーニングサージ　13

ヤ　行

夜間高血圧　169
薬剤アドヒアランス　141, 151
ヤノマモ族　112, 121, 123, 124
山中伸弥　32
有酸素運動　14, 16, 128, 130, 184
ヨガ　100, 185
予防医学　184

ラ行・ワ行

ラクナ梗塞　161
ラブカン, ゲイリー　144

スペイン風邪　178
スマートフォン　88, 90
生活習慣　2, 13, 40, 60, 80, 81, 87, 90, 91, 95, 98, 107, 128, 165, 170, 172, 174, 176, 180, 184
生活習慣病　141, 183, 184
早朝高血圧　→モーニングサージ
足関節上腕血圧比　9, 15, 67
足背動脈　9, 15

タ　行

大腿動脈　9, 15
大動脈　42, 52, 54, 63, 64, 66, 67, 156
大動脈炎症候群　9
大動脈解離　9, 42, 63, 64, 69, 192
大動脈瘤　42, 63, 64, 69
だし　116
タンパク質　137, 146, 162, 184, 190
タンパク尿　20, 63
昼間高血圧　169
超音波プローブ　67, 74
長期作動薬　141, 151
治療アプリ　90
治療抵抗性高血圧　20, 114, 124, 140, 170
低血糖　87, 95
手首式血圧計　41
電解質異常　85, 94
動悸　40, 85, 131
糖尿病　4, 9, 11, 14, 22, 57, 61, 85-87, 104, 128, 132, 174, 184, 193
動脈硬化　8, 9, 15, 20, 38, 39, 42, 43, 52, 56, 61, 64, 65, 68, 72, 86, 101, 145, 146, 159, 161, 163, 176-180, 182, 184, 191
特定保健指導　60
ドパミン　167

ナ　行

内分泌性高血圧　175
ナトリウム　22, 23, 26, 85, 94, 112, 118, 119, 121, 123, 125, 136, 166
難治性高血圧　170
ニコチン　167, 168
二次性高血圧　20, 22, 107, 170, 174, 175
二十四時間血圧モニタリング　14, 16
二尖大動脈弁　64, 74
日内変動　13, 14, 16, 104, 169, 172
入浴　10, 37, 103
尿酸値　85, 89
認知機能　59, 60, 136, 171
脳アミロイド血管症　162
脳血管障害　57, 60, 66, 87, 176
脳梗塞　56, 57, 59, 60, 69, 74, 159, 161-164, 180
脳出血　57, 59, 60, 65, 159, 162, 164, 182
脳心血管病　11, 13, 36, 40, 57, 101
脳心血管病リスク　11, 57, 80
脳卒中　4, 11, 12, 22, 27, 57, 60, 68, 82, 100, 162, 163, 171, 173, 180-182

自覚症状　39, 180
シクロスポリン　25, 26, 31
脂質異常症　11, 16, 61, 104, 174, 176
次世代シーケンサー　24, 31
持続性高血圧　12
膝窩動脈　9, 15
疾患感受性遺伝子　142, 143, 151
自動血圧計　9
しびれ　68, 163
収縮期血圧　9, 22, 42, 45, 46, 52, 54, 62, 64, 81, 91, 99, 113, 114, 123, 128
重症高血圧　131, 175
循環器疾患基礎調査　21
循環器内科　156-158, 188, 189, 192, 193
条件付きコントロール不良高血圧　140
上腕－足首間脈波伝播速度　9, 15
上腕式血圧計　36, 41
上腕動脈　15, 45, 54
食塩　3, 60, 63, 105, 106, 112-114, 117, 118, 120, 121, 123, 124, 165, 166, 170, 175
心エコー　66, 67, 157
心筋梗塞　56, 57, 62, 72, 82, 86, 131, 145, 146, 156, 159, 171, 176, 180, 189, 191, 192
心筋リモデリング　61, 72
心血管イベント　62, 65, 72, 171
腎血管性高血圧　20
心原性脳塞栓症　161
心疾患　11, 61, 66, 67, 72, 86, 156, 157, 159, 177
腎実質性高血圧　20
腎障害　16, 63, 170
心臓　8, 9, 14, 15, 37, 39, 42, 44, 52, 54, 55, 59, 61, 66-68, 72-74, 86, 112, 130, 132, 146, 157, 161, 168, 173, 177, 182, 189, 191, 192
腎臓　14, 30, 39, 63, 73, 118, 124, 140, 166, 173, 174
心臓足首血管指数　68
心臓病　22, 60, 85, 192
腎デナベーション　140
心電図　66, 157
心拍出量　52, 83, 86
心拍数　13, 39, 40, 63, 86, 129, 130, 133
心不全ステージ　62
心房細動　40, 57, 59, 100, 161
診療ガイドライン　62, 70
推算糸球体濾過量　63, 73
膵臓　30
睡眠時無呼吸症候群　20, 21, 100, 107, 170
睡眠障害　103, 104
睡眠不足　2, 38
頭痛　39, 59, 68, 162, 164, 165
ステント治療　67, 159, 160, 189
ストレス　12, 14, 20, 38, 40, 80, 90, 100, 101, 116, 123, 132, 133, 167, 168, 185, 193
ストレッチ　132, 185

冠攣縮性狭心症　86
喫煙　10, 11, 20, 38, 57, 59, 61, 101, 102, 132, 158, 167, 175, 193
急性冠症候群　146
急性心筋梗塞　57, 131, 192
狭心症　72, 73, 86, 146, 159
虚血性心疾患　66, 86, 156, 157
起立性低血圧　22
筋力トレーニング　130, 185
クッシング症候群　174
くも膜下出血　57, 59, 60, 65, 131, 162-164
クリニカル・イナーシャ　4, 5
グルココルチコイド　25, 26, 31
クレアチニン　166
グレープフルーツ　84
クローバー　28, 29
経口避妊薬　25, 26
経静脈的線溶療法　69, 74
経動脈的血行再建療法　69, 74
経皮的冠動脈形成術　67, 188
けいれん　95, 163
血圧差　8
血圧サージ　38, 39
血圧測定　8, 9, 10, 26, 38, 40, 43, 44, 46-48, 71, 91, 181
血圧手帳　3, 88
血管壁　15, 46, 52, 140, 159
血行再建術　65
血清脂質　128, 136
血栓　56, 59, 66, 68, 74, 161, 163
血糖コントロール　87
血流　20, 22, 45, 52, 135, 161, 163, 180
ゲノムワイド関連解析　24, 31, 142, 152
検尿　63
原発性アルドステロン症　20, 174
降圧薬　10, 12, 22, 26, 62, 73, 80, 82, 83, 85, 87, 89, 91, 114, 124, 170, 171, 175, 176
抗がん剤　25, 92
交感神経　13, 14, 21, 23, 25, 26, 30, 73, 81, 94, 100, 101, 104, 140, 151, 174, 183
高血圧治療ガイドライン　54, 71, 101
高血圧有病率　21
高血圧予備軍　55
高コレステロール血症　9, 193
国民健康・栄養調査　21, 98, 114
コレステロール　16, 60, 136, 146, 159, 177, 178
コロトコフ, ニコライ　44, 46, 181
コロナウイルス　14, 179

サ　行

サイアザイド系利尿薬　85, 94
再狭窄　159, 160
最高血圧　→収縮期血圧
最低血圧　→拡張期血圧
サイレント・キラー　39
鎖骨下動脈　42, 43, 48
サルコペニア　128, 130

索　引

ア　行

悪性新生物　→がん
圧迫帯　181
アテローム血栓性脳梗塞　161
アルコール　13, 98, 107, 168
アルコール性心筋症　100
アルドステロン　20, 30, 73, 124, 174, 175
α遮断薬　84, 85, 89, 129
アレルギー　158
アンジオテンシノーゲン　23, 30, 124, 141
アンジオテンシンⅡ受容体拮抗　→ARB
アンジオテンシン変換酵素阻害薬　→ACE阻害薬
アンブロス, ビクター　144
池田菊苗　116, 124
一過性脳虚血発作　162-164
飲酒　10, 20, 38, 59, 60, 100, 103, 121, 158, 168, 170, 175
インスリン　23, 30, 81, 87, 94
インスリン感受性　87, 94
インフルエンザ　178, 179
上杉謙信　182
運動不足　20, 81, 175, 193
エーラス・ダンロス症候群　64, 73
エリスロポイエチン　25, 26, 31
遠位尿細管　85, 94, 124
塩分　2, 3, 20, 22, 30, 38, 80, 81, 94, 105, 106, 112, 114, 116, 117, 119, 124, 165, 166, 168, 184
オスラー, ウィリアム　56, 72
オルガノイド　27, 32

カ　行

外来血圧　9, 10, 12, 36, 54
かかりつけ医　175, 176, 183
拡張期血圧　9, 45, 46, 52, 81, 99, 114, 123, 128
下肢動脈　9
カタリン・カリコ　93
家庭血圧　10, 12, 36, 37, 40, 55, 82, 87, 90, 91, 132, 169, 173
カテーテル　44, 67, 69, 74, 140, 157, 188
カテーテルアブレーション治療　67, 74, 157
カテコールアミン　23, 26, 30
加熱式煙草　101
カフェイン　10
仮面高血圧　12, 13, 36, 38, 169, 172, 173
カリウム　26, 94, 118, 136
カルシウム拮抗薬　84-87, 89, 129
加齢　9, 21, 60, 61, 64, 172, 180, 185
がん　5, 11, 60, 92, 101, 146, 179, 180
肝臓　141, 180
カンゾウ（甘草）　25, 26
眼底　65, 66
冠動脈疾患　61, 62, 66, 67, 87, 177, 180
冠動脈内皮障害　61, 72

《著者紹介》

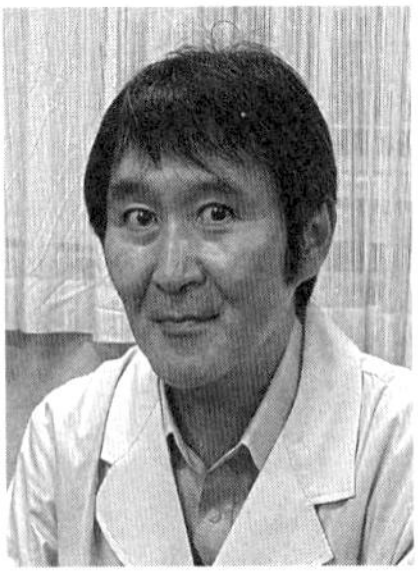

尾野　亘

（おの　こう）

京都大学大学院医学研究科　循環器内科学　教授

昭和41年　大阪府堺市に生まれる。
昭和59年　大阪府立三国丘高校卒業。
平成３年　京都大学医学部卒業。
平成３年　京都大学医学部付属病院内科研修医。
平成４年　兵庫県立尼崎病院循環器内科勤務。
平成６年　京都大学医学部第三内科大学院（現循環器内科学）入学。
平成10年　同大学院修了、学位（医博）取得。
平成10年　京都大学医学部付属病院第三内科医員。
平成10年　日本学術振興会特別研究員。
平成11年　米国スクリップス研究所、免疫部門リサーチアソシエイト。
平成14年　国立循環器病センター研究所疫学部栄養疫学研究室長。
平成16年　独立行政法人　国立病院機構　京都医療センター 展開医療研究部　生命情報科学研究室長。
平成18年　京都大学大学院医学研究科　循環器内科助手。
平成22年　京都大学大学院医学研究科　循環器内科学　講師。
平成26年　京都大学大学院医学研究科　循環器内科学　准教授。
令和５年６月より現職。

四十代になってから趣味で始めたランニングではハーフまでは持ちこたえられるのですが、フルでは撃沈が続いています。それでも、地元の京都マラソンにはなるべく参加するようにしています。その理由は、京都の市内観光が一日で出来るようなコース設定になっていて、楽しく走ることが出来るからです。

研究では「非コードRNAの働き」というものについて興味を持って研究を続けています。毎年、この分野の研究者が増えているのを実感します。もちろん、循環器疾患の根本原因に対する興味は尽きません。この領域はデバイス（ステント、人工弁やペースメーカーなどの医療機器）による治療が進歩し続けていますが、対症療法ではなく、がんの領域のように根本から疾患の成り立ちを考え、新規の治療法を開発するという方向性を見失わないようにしていきたいと考えています。

知っているようで知らない高血圧
——血圧は健康のバロメーター——

2025年5月10日　初版第1刷発行　〈検印省略〉

定価はカバーに
表示しています

著　者　尾　野　　亘
発行者　杉　田　啓　三
印刷者　坂　本　喜　杏

発行所　株式会社　ミネルヴァ書房
607-8494　京都市山科区日ノ岡堤谷町1
電話代表　(075)581-5191
振替口座　01020-0-8076

冨山房インターナショナル・新生製本

ISBN 978-4-623-09924-5
Printed in Japan